大肠小说

——基于科学研究的肠道健康与炎症性肠病

主 编 / 杨晓钟　王宏刚

东南大学出版社
SOUTHEAST UNIVERSITY PRESS
· 南京 ·

图书在版编目（CIP）数据

大肠小说：基于科学研究的肠道健康与炎症性肠病 /
杨晓钟,王宏刚主编. — 南京：东南大学出版社,2020.9
ISBN 978 - 7 - 5641 - 9060 - 6

Ⅰ. ①大… Ⅱ. ①杨… ②王… Ⅲ. ①肠疾病-诊
疗 Ⅳ. ①R574

中国版本图书馆 CIP 数据核字(2020)第 149057 号

大肠小说——基于科学研究的肠道健康与炎症性肠病

主　　编	杨晓钟　王宏刚	
责任编辑	陈潇潇	
出版发行	东南大学出版社	
出 版 人	江建中	
社　　址	南京市四牌楼 2 号	
邮　　编	210096	
经　　销	新华书店	
印　　刷	南京玉河印刷厂	
开　　本	850 mm×1168 mm　1/32	
印　　张	8.125	
字　　数	240 千字	
书　　号	ISBN 978 - 7 - 5641 - 9060 - 6	
版　　次	2020 年 9 月第 1 版	
印　　次	2020 年 9 月第 1 次印刷	
定　　价	36.00 元	

＊ 本社图书若有印装质量问题,请直接与营销部联系,电话:025 - 83791830。

编委名单

习近平总书记在 2016 年全国卫生与健康大会上强调，要把人民健康放在优先发展的战略地位，加快推进健康中国建设。健康中国战略体现了总书记以人民为中心，以健康为根本的健康观。

随着人们生活水平的提高和人口老龄化进程的加快，慢性病的防控及管理问题日益凸显。依据《"健康中国 2030"规划纲要》，我国制定了《中国防治慢性病中长期规划（2017—2025 年）》，旨在加强慢性病防治工作，降低疾病负担，提高居民健康期望寿命，保障全生命周期的人民健康。

医学在不断进步和发展，我们对健康和疾病的认识也在逐渐深入。医学科普书籍是推动大众健康教育，提升全民健康素养的重要途径。胃肠道是常见病、慢性病最多的器官之一。杨晓钟教授和王宏刚博士一直关注肠道疾病的研究进展。他们组织编写的这本科普书探讨了肠道与多系统慢性病的关联，通俗的语言更有助于老百姓了解肠道，预防疾病。该书还介绍了炎症性肠病的相关知识，对这种慢性病做了深入浅出的解读。

本书汇总了部分最新的研究进展，有很多亮点和创新之处。随着科学知识的日新月异，书中的观点将渐趋明确及完善。因此，本书内容可供大家参考，希望能对预防和管理消化系统慢性病有一定的指导和帮助。

感谢杨晓钟教授、王宏刚博士为大众健康所做的努力，感谢所有参编作者对本书的贡献。希望读者能有所获益。

季国忠

2019 年 7 月 8 日

于南京

一收到书稿，我就迫不及待地翻阅。透过字里行间，看到书里浸透着王宏刚博士的汗水。

著书前，我曾对宏刚说，著书很辛苦，你要有思想准备。宏刚说，没关系，这事有意义！是，一个人将所做的事当成有意义的事看待，何愁做不好，就凭这一点，足信，这是一本值得信赖的书！

其实，这更是一本不可多得的书。在滚滚研究洪流中，医学和生命科学已经进入"肠道时代"。与过往的病原微生物、基因、抗体研究的浪潮不同，"肠道时代"以肠道为核心，以微生态研究为落点，从肠内到肠外，从新生儿到老人，从临床到基础，从人体到动物，从药物到营养，从局部到整体，整合传统生物学技术和新兴技术，让全世界的医生、科学家重新认识疾病和健康。在习惯性细分化认识生命的思维里，面对菌群移植治疗多种疾病的研究，很多人认为菌群移植是"万金油"。其实，菌群移植只治疗一种疾病——菌群失调相关性疾病。在当下，能写明白这些内容的科普书，少之又少。

宏刚和我在 7 年以前就曾一起奋斗在粪菌移植研究的一线,后来,无论是在其临床工作还是攻读博士学位期间,他依旧坚持在这个领域耕耘。显然,这是因为真爱这个领域而著成此书。

　　一本有意义的书就是这样写成的!

　　是为序。

张发明

2019 年 7 月 5 日

于南京到高雄途中

大肠小说

随着生活水平的提高，人们不再需要思考如何吃饱。现代人的饮食结构越来越偏离原有的粗茶淡饭，更多的是想尽办法"吃好喝好"。生态环境被有意无意地破坏，我们人体的肠道环境也在出现微妙变化。肠道菌群是一个重要器官，影响着我们人体的生长发育、消化吸收、免疫代谢诸多功能。肠道出了问题，人体各个器官系统可能也会随之发生紊乱。

保护我们的肠道！这是医者的呐喊，是病人的渴求，是时代的需要。我们普通大众可能还没有足够重视肠道健康，也不愿面对各种慢性疾病。近些年，关于肠道的医学研究层出不穷，我们对肠道的认识在不断更新。本书基于近年来的文献报道，整合肠道研究进展，以通俗易懂的语言阐释肠道和慢性疾病的潜在关系。也是对炎症性肠病进行科普解读，分享医患的切身感悟，从不同角度再认识肠道。

在本书即将出版之际，我们诚挚地感谢所有参与编写的医务人员和肠病病人，感谢本书所涉及的科技文献报道者，感谢南京医科大学附属淮安第一医院、南京医科大学苏北临床医学研究院、南京医科大学整合肠病学重点实验室、浙江爱在延长炎症性肠病基金会（CCCF）、热心肠研究院等。特别致谢南京医科大学附属淮安第一医院转化医学研究创新团队项目（肠道微生态治疗慢性疾病，编号 YZHT201905）对本书的资助。愿以此书献给所有热爱肠道健康事业的科技工作者，愿普通大众和肠病朋友能有所获益。

本书所涉及的专业知识不够系统全面，引用的文献依据还未充分公认，因此本书内容仅供读者参考，不具指导作用。由于知识不断更新，编者水平也很有限，书中不免有错误之处，请读者朋友不吝批评指正。

编　者

2019 年 6 月 6 日

于淮安

第三部分　炎症性肠病

第四部分 战胜肠病

被西方国家称为"医学之父"的希波克拉底生于公元前460年的古希腊，他是西方医学的奠基人，对医学的发展有着重要且深远的影响。至今，全世界医学生仍尊《希波克拉底誓言》作为医师的神圣职责。

希波克拉底对疾病的理解体现了整体观，他认为医师诊治的不仅是病，更是病人。虽多一字，却饱含对生命的敬畏。人是一个整体，断不可片面地"头痛医头，脚痛医脚"。希波克拉底曾说"All disease begins in the gut"——所有疾病都始于肠道。在那个医学裹步不前的时代，这个观点毋庸置疑被视为谬论，直到如今，我们绝大多数人应该也是无法理解，包括我在内的多数消化内科医师也并不完全赞同这个观点。举些例子，农药中毒难道不是农药引起的，而是肠道自己要中毒的吗？车祸导致骨折，难道不是外伤引起的，而是肠道让你骨折的吗？毫无疑问，这个观点目前还无法让我全部接受，至少现在如此，但若干年后尚未可知。也许你会问，难道若干年后这句话就对了？我们无法预测未来，但近些年越来越多的证据在指向这个观点的正确性。

天哪，主宰我们的居然是肠道？

（杨晓钟　王宏刚）

众所周知,人体是一个复杂的综合体,包括循环系统、呼吸系统、消化系统、神经系统、内分泌系统、泌尿系统、运动系统、生殖系统,而消化系统与我们的吃喝拉撒密切相关。消化系统好比一个加工厂,从口到肛这一条生产线,包括了口腔、食管、胃、小肠、大肠、肝、胆、胰腺多部门,他们各司其职,相互协作。食物中的营养成分被消化吸收,不需要的"废物"被排出,完成了我们每天的吃和拉。那我们来一一介绍一下吧。

第一站是口腔和唾液。美味的食物还没吃进嘴里,唾液早已等不及了。这就是我们所说的垂涎欲滴,俗话说,流口水。成人每天大概分泌1 000多毫升唾液,大概3斤重。这些唾液中含有多种消化酶,帮助我们消化食物。同时,唾液中也含有很多细菌,不过别怕,这些细菌不是敌人,而是与我们一同成长的盟军。

与口咽部连接的是食管。食管上连于咽,沿脊椎下行,通过贲门进入胃腔。食管全长约25厘米,有三个生理性狭窄区。需要提醒的是,这几个生理性狭窄区容易卡住异物,比如鱼刺、电池、硬币等等。在临床工作中,我们见识过许多宝宝将各种稀奇古怪的东西塞入嘴里导致异物嵌顿于食管的案例。尤其是纽扣电池、吸铁石,这两种异物特别需要重视。大多"熊孩子"往往不会告知家长,等到发生症状才来医院检查,发现食管已经穿孔。

纽扣电池卡在食管生理性狭窄区,与食管内的黏液形成电回路,不断刺激食管黏膜,超过4小时就很容易形成食管穿孔,危及生命。所以,家长应特别重视,一旦发现宝宝吃进纽扣电池,要立即赶到医院救治。另一个需要注意的异物是吸铁石。小孩误吞吸铁石往往不止一个,而是好几个,这些吸铁石在消化道内相互吸引,压迫消化道黏膜,导致黏膜缺血,甚至穿孔。

回归我们的主题。食管由黏膜层、黏膜下层、肌层、外膜层组成。最容易发生病变的就是黏膜层,比如早期食管癌。建议大家要有内镜检查的意识。因为这些早期食管癌可能并不会有明显不适症状,往往在做胃镜时才能被发现,所以胃镜检查很重要。一旦发现早期癌变,可以内镜下微创手术切除。在临床实际工作中,之所以胃镜发现的中晚期食管癌比早期更多,是因为定期检查胃镜的人很少,大部分有症状前来治疗的病人已然到了中晚期,我们呼吁将中老年人群的胃肠镜检查纳入体检项目,请不要等到有症状了再来查胃镜。吞咽食物后,食管肌肉即发生蠕动,帮助食物蠕动到胃里。食物在食管中的蠕动速度大概为每秒5厘米。成年人自吞咽食物开始至到达食管末端约需9秒时间。不过这要看吃的是什么食物。最快的是水,大概1秒就到贲门。

贲门就是胃的起始处。贲门好似一扇张弛有度的门。食管将食物推送过来,贲门打开,迎接食物入胃。可是,当贲门失灵了,会怎样?两种情况,一是贲门太紧,食物来了也不开,这个病叫贲门失弛缓症。当然,内镜手术便可以解决这一难题。另一情况是贲门太松,食物没来门也打开,这个病叫胃食管反流病。大多数只需要调整生活方式及服药治疗,少数严重的需内镜或外科手术治疗。

胃,就像一个袋子,空腹时袋子是瘪的,吃过饭就饱满了。瘪的时候容积只有50毫升,如拳头般大小,充盈的时候可以达到 4 000 毫升。可见，胃的弹性十足。胃是很有力量的，它能将食物来回搅拌，充分地研磨食物。同时，胃也是聪明的，它能在进食后分泌胃酸，有力地消化食物。食物最终变成食糜，经过幽门，进入小肠。大家可能会有疑问，胃酸腐蚀性这么强，为什么不会伤害胃本身？因为在胃黏膜上皮细胞表面，有一层碳酸氢盐屏障，这个屏障能很好地将胃酸和胃黏膜隔开，避免了胃酸的自身消化，保护了胃本身。人体如此聪明，可是也有被外界伤害的时候。谈到这，不得不提到幽门螺杆菌，这么说来这个细菌是敌人，必须杀了它？因为绝大多数的胃炎、胃溃疡，甚至胃癌都是它们的杰作。当然，在特定条件下，我们必须消灭它。可是，我们健康人也会有这个细菌，据报道大概一半的人携带幽门螺杆菌，有些人终身携带却没有症状，如此说来，我们也应该遵循"人不犯我，我不犯人"的原则。如果没有任何不舒服，可以不用杀幽门螺杆菌；如果有消化不良、胃溃疡、胃癌高危风险的人群，应该要坚决消灭它。所以遇到它，大家不必惊慌，到正规医院规范化诊治，准没错！

话说，食物来到了小肠。小肠是吸收营养的主要场所。小肠包括十二指肠、空肠、回肠，总长度达到 4 米左右。小肠黏膜表面有非常丰富的绒毛结构，铺展开来的面积可达到 300 平方米。小肠有着强大的运动、分泌、消化、吸收功能，能充分吸收食物中的营养成分，还能调节人体免疫功能，作用巨大。

小肠与大肠相连，连接处为回盲部，也就是靠近阑尾的位置。大家可能认为阑尾是个没用的东西，还容易发炎，不如早点切掉为好。可是，你别忘了，从物种起源至今，适者生存，万事万物都有它存在的道理，阑尾也有它的存在价值。有研究认为阑尾是一个免疫器官，是一个菌群聚集地，不要轻易切除。那么，阑尾炎发了怎么办？近年来，随着消化内镜微创技术的进步，可以不用切除阑尾就能达到治愈效果。内镜下逆行阑尾炎治疗术(ERAT)是结肠镜下微创治疗阑尾炎的新方法。

大肠约有 1.2 米长,承接来自小肠未吸收、消化道自身分泌以及其他来源的混合物质,这些物质呈液态,约 12 斤重。大肠有强大的吸水功能,可将这 12 斤重的物质浓缩成 1 斤重的粪便。这些大便被认为是"废物",可是如今看来却是"宝贝"。你的脑海里是不是又出现一个大大的问号?且听我慢慢道来。

人的肠道里居住着数十万亿个微生物,包括细菌、真菌等,数量惊人,与我们人体所拥有的细胞总数差不多。这些微生物生活在我们的肠道里,形成一个庞大的群体——"肠道菌群",又可称为"肠道微生态""肠道微生物"。这个群体分为三个帮派——益生菌、机会致病菌和致病菌。大部分情况下,它们和平共处。就像我们的国家一样,有爱国人士、反动分子,也有善恶只在一念之间的人。正常情况下这个群体处于一个平衡状态,如果某天这个平衡被打破,说明"战争的号角已经吹响"。益生菌保卫我们机体不被伤害,而致病菌不断袭来,机会致病菌则在观望,常常加入反动阵营。益生菌很强大,一般的小势力难不倒它。可是,当你自己都不爱护它,时常胡吃海喝的时候,你有想过它正受到一波波敌军的进攻吗?终于,益生菌被打倒了。拉肚子、腹痛、便血,不断袭来。当然,益生菌会重整旗鼓,等你吃完拉完,会继续守护你的肠道。但是,不是每次都是这么幸运。当致病菌完全占领了肠道,慢性病随之而来。一个新的想法出现了,那就是如何重建我们的肠道菌群。粪便是由粪渣、水等物质组成的,也包含了大量的肠道菌群。这些菌群可以废物再利用。我们在实验室里将肠道排出的粪便做科学处理,分离出健康的菌群,把这些菌群运输到病人的肠道内,这样就可以重建正常的肠道菌群了,我们称之为粪菌移植或肠道微生态移植。致病菌被打败了,疾病也随之而愈,这是最理想的结局。

肛门是消化道的最后一站。食物经过口腔、食管、胃、小肠、大肠的工厂化处理，来到了终点站，即将以粪便的形式排出体外。肛门是一个把关很严格的门卫，不是随随便便就可以放行的。可是，肛门也会生病，最常见的就是痔疮。想必大多数人或多或少都有这个经历：大便带血、肛门黏膜脱出、排便时肛门不适。建议大家便后回头看一眼，虽然你可能不情愿，但我必须告知你这样做的重要性。如果有便血，也不能轻易认为就是痔疮。因为其他疾病，如直肠癌也常常表现为便血，容易与痔疮混淆。如果"回头望"发现不正常，请及时就诊。

此外，肝、胆、胰也属于消化系统的器官，与肠道相连，帮助我们消化吸收。肝脏分泌胆汁，每天可分泌约 800 毫升，部分胆汁储存于胆囊中，部分胆汁被小肠重新吸收并运输至肝脏，循环再利用。胰腺分泌胰液，大约每天分泌 2 000 毫升，胰液中含有大量的消化酶，对蛋白质和脂肪处理加工，更利于肠道吸收营养物质。

本节洋洋洒洒讲述了消化系统的各种器官功能，面对如此庞大的加工流程，你了解 10 多少呢？别急，在下面的章节里我们将会带领大家更加深入地认识我们的消化系统。

（王宏刚　季　劼）

正如前文所提到的,主宰我们的是肠道吗?我目前无法回答这个问题。因为肠道看得见,肠道微生物"看不见"。尽管我们可以用显微镜看到细菌的存在,但是我们不了解它们,甚至它们姓甚名谁我们都不知道。

人类是非常渺小的。宇宙之大,而我们是渺小到几乎看不到的存在,无力主宰自己,也不知道谁在主宰我们,或许我们根本没有被谁主宰。就像微生物一样,寄居在我们的肠道,很渺小,不知道明天在哪里。但是,我要说的是,看不见不等于不存在。别看细菌微不足道,它却是忠诚的卫士,一直守护着我们。如果哪天某个细菌叛变,一石激起千层浪,我们就会生病。不可小看细菌,正如别人不可小看我们一样。虽然"看不见",但我们真实存在。

"看不见"只是调侃地说说而已。实际上,细菌是真实寄居在我们身体内的。人一出生时,就已经接触了细菌。顺产的新生儿,直接接触了母亲的产道菌群。剖腹产的新生儿也迅速与周围环境中的细菌接触。新生儿的出生,说明了一个新的微生物寄居地诞生了。微生物在我们全身各处都有存在。皮肤、嘴巴、肚脐等都有,最主要的寄居地还是在大肠。

肠道菌群有强大的适应能力。细菌繁殖速度非常快,其数量能在半小时左右增加一倍。每个人的饮食结构是不一样的。

常吃某种食物,肠道就会适应某个类型的菌群,也就是我们所说的"肠型"。每个肠型都有它独自的特征,就像世界上没有两个完全相同的树叶一样,每个个体都有对应的肠道菌群。这种肠道菌群不是一成不变的,与饮食、季节、运动等都密切相关。

现代人的肠道菌群早已与若干年前的菌群大相径庭了。几十年前,我们国家经济还不富裕的时候,饮食是以米饭、馒头为主,蔬菜多于肉食。而如今,城市化发展让更多的人接触到西方饮食,红肉食物明显增多。饮食结构的改变必然带来菌群的差异。再看非洲哈扎部落,他们的饮食习惯还保持着类似于农业出现之前的状态。估计他们每天食用 100 克以上的膳食纤维。而我们现代社会的人,每天膳食纤维的摄入量仅有 15 克左右。膳食纤维是肠道菌群的能量来源。丰富的膳食纤维有利于肠道菌群的多样性。人体肠道菌群超过 1 000 种,这个多样的肠道菌群很重要。就像我们这个世界一样,如果猫、狗、鱼类、猪、牛、羊等其他动物逐渐在地球上消失,那么人类也将无法生存。

物种的多样性保证了生态环境的平衡,肠道菌群的多样性维持着人体的健康。比起不吃加工食品、少用抗生素、不太爱"干净"的经济欠发达地区的人们来说,发达地区人们的肠道菌群多样性可能更偏低。因此,我们是否需要考虑回归更为原生态的生活环境?

(杨晓钟 王宏刚)

第四节
人的一生，菌的一生

肠道中的微生物实在太多了，我们无法准确计算。它们有细菌、真菌、病毒、原核生物、寄生虫等等，共同组成了我们的肠道微生物组，协同作战，守护着我们的健康。细菌是肠道微生物最主要的成分，也是目前研究肠道微生物的最容易的切入点。我们几乎每天都会排出粪便，而粪便中大约有一半的干重来源于细菌。

细菌在肠道内发挥重要作用，比如帮助肠道吸收营养物质，屏蔽外来的致病菌，中和食物中的毒素，调控人体免疫应答，释放重要的酶和代谢物质，调控内分泌代谢，抑制炎症反应，缓解压力，帮助睡眠等。这些细菌，有的常驻在我们肠道内，有的只是"租客"，暂时停留，在完成它们的使命后，便随着粪便被排出体外。

肠道里的神经细胞也像细菌一样，繁多得难以计数。因此，肠道又被认为是人体的第二大脑，能产生很多神经递质，调控我们的神经，主宰我们的思想。没有细菌，我们可能无法生存。研究者做了动物试验，没有肠道菌群的小鼠会患有焦虑症，无法承受压力，处于全身炎症反应状态。当给这些无菌小鼠补充乳杆菌或双歧杆菌后，这些症状便会消失。

细菌在我们生长发育过程中显得尤为重要。不正常的婴儿肠道微生物与过敏、炎症、免疫疾病密切相关。何为不正常？比如剖腹产的新生儿无法接触到自然分娩时才会遇到的产道菌群,这些菌群主要是对人体有益的乳酸杆菌。又如母乳喂养的宝宝接受了母亲的乳汁,而乳汁中含有益生菌,这是婴儿获得肠道菌群的重要方式。科学家们在著名的 Nature 杂志上发表论文,认为宝宝肠道菌群发展过程中母乳喂养起着关键作用。婴儿肠道微生物的组成和多样性伴随年龄增加,主要在三个不同阶段发生变化。在发育阶段(3～14 个月),双歧杆菌占主导地位,母乳喂养的宝宝肠道中双歧杆菌数量多于奶粉喂养的宝宝。在过渡阶段(15～30 个月),肠道微生物种类开始多样化,双歧杆菌比例略下降。在稳定阶段(31～46 个月),肠道微生物种类趋于稳定,和成年人肠道菌群的组成近似,厚壁菌门细菌的数量趋于平稳。母乳喂养的宝宝,肠道内双歧杆菌的水平较高。非母乳喂养的宝宝在发育阶段,大肠杆菌占主要地位。停止母乳喂养的话,宝宝的肠道菌群不到 30 个月就会被迫"成熟",且其中部分双歧杆菌会流失,被厚壁菌门取代,提前进入"稳定阶段"。

剖腹产或奶粉喂养的宝宝长大后生病的风险比顺产和母乳喂养的小儿要高一些。据说,剖腹产的宝宝比顺产宝宝发生过敏的风险增加了 4 倍,自闭症风险增加了 1 倍,乳糜泻风险增加约 1 倍,肥胖风险升高了 50%,1 型糖尿病风险升高了 70%。顺产和母乳喂养是自然的,如果不是迫不得已,请尽量不要选择剖腹产和奶粉喂养。

说到这,让我不禁想起我 5 岁的儿子,他就是剖腹产和奶粉喂养长大的,作为家长,我难免有点担忧他未来的健康状况。不过,上述提到的疾病风险仍是很低的,我们没有必要过度担忧。从现在起,减少对肠道的伤害,也完全来得及。

我们善待细菌,细菌也在反哺我们。最新研究发现,肠道细菌产生的酶可以去除血液中的 A 抗原,将 A 型血转变为"万能"

的 O 型血,未来有可能用于缓解血液供应不足的现状。细菌伴随我们一生,可是我们还不够懂它。人类对细菌的研究也许永远不会止步。

（王宏刚）

肠道是强大的,同时也是脆弱的。当我们出现腹痛、腹胀、腹泻、便秘、便血等症状时,我们的肠道可能已经出问题了。

腹痛,也就是我们通常说的"肚子痛",几乎我们每个人都感受过。如果突发剧烈腹痛,请及时到急诊科诊治。如果是慢性腹痛,请记住你的腹痛特点,到消化内科就诊时要详细准确地告诉医生。门急诊的就诊时间紧凑,需要你在短时间内向医生提供重点且全面的信息,便于医生做出倾向性判断,决定做相应的化验和检查,寻找腹痛病因及针对性用药治疗。

腹胀也是消化科疾病常见的症状。比较多见的是饭后腹胀,感觉上腹部饱饱的,这是正常的生理现象。但是,胃肠道蠕动功能变慢、消化能力变差,这常常是消化系统发生了问题而引起的腹胀。腹胀的病因包括胃肠道产气过多、积气不易排出、多种原因引起的腹水、腹腔内肿块、脏器包膜牵拉、肠道感染、心理压力等。

腹泻常被通俗地称为"拉肚子",是指每天解大便次数明显超过了平时的习惯,粪质稀薄,每天排便量超过 200 克,常伴有排便急迫感、肛门不适等。便秘也是常见的消化道问题。据统计,我国人群总体的便秘患病率超过 8％,老年人和儿童的便秘患病率较高,均超过 18％。《中国慢性便秘诊治指南》(2013,武汉)指出便秘的主要临床表现为排便次数减少,粪便干硬和(或)

排便困难。排便次数减少指每周排便少于 3 次;排便困难包括排便费力、排出困难、排便不尽感、排便费时及需手法辅助排便等。

便血是很让人紧张的一个消化道症状。便血是指血液从肛门排出,粪便颜色呈鲜红、暗红或柏油样黑便。便血时大便的颜色与消化道出血的部位、出血量以及血液在胃肠道停留的时间有关。鲜血便多见于痔疮、肛裂、直肠癌、溃疡性结肠炎、感染性肠炎等。如果鲜血便中混有黏液和脓液,那么痔疮和肛裂可能性不大。黑便指的是大便颜色发黑,柏油样,多为上消化道出血所致,如胃溃疡、十二指肠溃疡、食管胃底静脉曲张破裂出血、食管出血等。还有一种消化道出血是我们眼睛看不到的,只能通过大便隐血化验才能明确,这种情况一般提示消化道的出血量很少。出血量多少并不是判断有无疾病的关键。重点是只要大便有出血,哪怕只是隐血阳性也应引起注意。因为结肠癌病人往往在早期只表现为大便隐血阳性。我们要养成解过大便后"回头望"的习惯,发现不对劲要引起重视。

消化道的这些症状不是单独出现的,常常是同时合并多种症状。比如溃疡性结肠炎病多表现为解黏液脓血便,伴有腹泻、腹痛;克罗恩病多表现为腹痛、腹泻、大便隐血阳性。这些症状的不同组合,对于医师判断疾病有重要帮助。因此,在你就诊前,请仔细回想你有哪些不适的症状,这些症状的特点是什么,必要时还要自己做好记录,这样才能在就诊时理清思路,在有限的就诊时间内,让医生挑出重点线索,便于医生明确诊断和治疗方案。

肠道疾病常需做的化验检查包括粪常规及隐血、粪培养、胃肠镜或胶囊内镜等。粪常规及隐血是初步判断肠道疾病最简单的化验方法。健康人的粪常规及隐血试验结果如下:粪便颜色黄、粪便性状软、白细胞阴性、红细胞阴性、寄生虫卵阴性、隐血阴性。炎症性肠病病人的化验结果常常为粪便黄色、稀糊状、白细胞阳性、红细胞阳性、寄生虫卵阴性、隐血阳性。粪便颜色是判断有无消化道出血最直接的办法。如果是红色,往往提示肠道(主要是大肠)出血;如果是黑色,往往提示上消化道(主要是食管和胃)出血。粪便性状指的是粪便是否成形,稀糊状往往提示腹泻。粪便白细胞较多,往往提示肠道有细菌感染。粪便红细胞较多,往往提示消化道出血。寄生虫卵阳性,提示感染了某种寄生虫。隐血阳性提示消化道有出血,出血量一般超过 5 毫升。

如果粪便常规及隐血试验结果不正常,那么有必要进一步进行胃肠镜或胶囊内镜检查。医师通过消化内镜可以直观地观察消化道有无病变。电子胃镜是从口腔进入,好似一部摄像机,可以观察食管、胃、十二指肠球部,并拍照。克罗恩病是一种累及全消化道的疾病。当克罗恩病诊断还不确定时,医师常会建议病人查胃镜,看看上消化道有没有溃疡形成,这对于诊断克罗恩病是较为重要的。电子结肠镜是从肛门进入,可以观察直肠、乙状结肠、降结肠、横结肠、升结肠,整个大肠都可以观察到。如果怀疑克罗恩病,有时医师也会将结肠镜做到大肠与小肠交界处,进入末端回肠看看有无病变。还有一种消化内镜叫胶囊内镜。顾名思义,这个内镜就像一个胶囊一样,其实就是一个摄像头,被我们吞进肚子,然后它不断地对消化道黏膜进行拍照,通过无线信号把照片传输到接收器。胶囊内镜主要是用于观察胃镜和结肠镜无法达到的部位——小肠。另一种判断小肠有无病变的方法是小肠 CT 造影。胶囊内镜和小肠 CT 造影检查各有利弊。胶囊内镜有可能在病变的小肠狭窄处嵌顿,排不出体外,需要进一步做小肠镜或手术取出。小肠 CT 造影无法直接看到小肠黏膜的病变情况,只能根据 CT 成像判断病情。所以每个病人的实际情况不同,选择的检查方法也不尽相同。

(杨晓钟　王宏刚)

西方发达国家的免疫疾病发病率正不断上升。工业化的进程，导致了农业的相对衰退。为什么炎症性肠病多见于欧美人群，而在我们国家相对较少？我想可能的一个原因是我国几十年前经济相对不发达，饮食结构还未完全西方化。但随着人们观念的逐步改变，饮食方式也逐渐西式化。炸鸡、汉堡这类快餐食品逐渐成为年轻人的新宠。

肠道菌群与免疫疾病是密切相关的。我们的肠道微生物与肠道里的免疫细胞不断"沟通交流"，帮助我们识别外来食物，以便于免疫系统做出应答。肠道内的免疫细胞是流动的，可以将信号传递至全身各个器官。

当我们吃了含有外来致病菌的食物时，肠道内的免疫细胞会迅速做出判断。"这个致病菌我以前没见过，是敌人，大家赶紧来消灭它！"于是，全身的免疫细胞参与进来，识别、围攻、与致病菌大打出手。当然，致病菌也不甘示弱，发热、呕吐、腹泻等便是它们的"手笔"。战争并未因此告终，如果你的免疫细胞不够厉害，就需要请求外援——抗生素。在我们小时候，青霉素的效果可以说是"杠杠的"。可是随着抗生素的广泛使用，甚至可以说是滥用，致病菌不断变异、耐药，直到没有更好的药物来对抗它。近些年，"超级细菌"的出现让人恐慌。抗生素失守后，谁会是最后一道防线？

　　肠道菌群与我们人体免疫细胞的对话是必要的。"不干不净，吃了没病"，在某种程度上，这句话是对的。如果我们从小就很爱干净，我们的肠道就接触不到多种多样的微生物，免疫细胞就无法产生交流信息。真的到了某一天，某个非致病菌来访，但我们的免疫细胞以前没见过它，误认为是敌人，狠狠地战斗一番，反而自己人打自己人，导致自身免疫，诱发疾病。这才是大水冲了龙王庙，一家人不识一家人啊。如果我们过于干净，也许并不好。水至清则无鱼，我们需要一个不太干净的肠道。

　　有个假说能解释这一现象，那就是肠道菌群能提高人体对环境耐受性。有研究发现，经常使用抗生素的孩子与很少使用抗生素的孩子对比，结果显示长大后前者比后者更容易发生过敏性疾病。而从小在农村生活的孩子，或者是接触的抗原较多的人（包括食物、细菌），长大后发生过敏的概率会降低。

　　我们建议，不要长时间生活在空调房间，不要过度使用消毒器具，不要盲目使用抗生素，多接触阳光、水和空气，要多亲近自然食物和用物，更加合理规范使用抗生素。如今抗菌肥皂、杀菌牙膏，似乎成了大众推崇的高档消费品。殊不知，这些用品可能含有三氯生抗菌化学成分，这增加了我们过敏和自身免疫疾病的发生概率。

　　正如2019年高考江苏卷作文材料所说，"物各有性，共存相生""物如此，事犹是，人亦然"。我们生活在平衡共生的世界，菌亦如此。所以，对菌群不要赶尽杀绝，这也是我们倡导的与菌群共生的理念。

（王宏刚　戴伟杰）

第七节
肠漏症

我们的肠道每天都在辛勤工作,帮助我们消化吸收食物。可是我们却不知道我们可能正在伤害它。

肠道是一个管腔性器官,与外界相通,外来的食物进入这个腔道后,需接受它的各项磨炼,食物中的精华被吸收,最终形成废物般的粪便被排出体外。食物对肠道来说,是肠上皮细胞的重要能量来源,没有食物的营养滋润,肠上皮细胞会逐渐萎缩废用。但不良的饮食习惯又常常给肠道带来不必要的麻烦,如摄入过多的红肉、腌制品,或是吃得过饱、吃得过甜,或是在不适当的时候进食(如夜宵),这些都没有遵循自然法则,不符合人体客观规律,扰乱了正常的肠道功能。与食物直接接触的其实不是肠上皮细胞,而是位于肠上皮细胞与食物之间的一道天然的屏障,这个屏障是完整的,不会让肠腔内的毒素侵犯肠上皮细胞。肠上皮细胞原本应该是紧密连接的,它存在的作用是只允许营养物质进入血液,把毒素和有害微生物"拒之门外"。当这个屏障被破坏,肠腔内的毒素便会直接侵犯肠道,形成"肠漏症",专业术语为"肠道黏膜通透性增加",细菌、毒素趁机通过肠黏膜进入血液,造成一系列的炎症反应,这也许是我们很多慢性疾病发生的重要原因。

是什么导致了肠漏症?除了上述不良饮食习惯外,环境毒素也是一个重要因素。蔬菜水果中的残留农药、动物体内的残留抗生素、塑料生活用品中的有害物质(如双酚 A)等都有可能损伤肠道屏障,导致肠漏症。还有加工食品中的超标添加剂、防腐剂,都存在损伤肠黏膜的潜在风险。

饮食的西方化确实给现代社会带来了便捷,现如今我们更加追求的是自然食物,自家种的蔬菜吃着最放心。但是,这在都市生活里已成为一种奢侈。最近,人民日报等各大媒体关注外卖食品的安全问题,网络平台点外卖,已经成为城市居民的就餐"新常态"。近年来,网络餐饮市场迅猛发展。《中国电子商务诚信发展报告》显示,截至 2018 年上半年,网络订餐成为投诉量前 5 位的行业。人们无法吃得安心、吃得健康,此类新闻报道屡见不鲜。即便是有钱也难买到很放心的食物,食品安全问题正成为我们必须要面对和解决的难题。

肠道是人体最大的免疫器官,而人体的免疫功能 95% 位于肠道。肠道屏障功能对于维持体内稳态至关重要。有人说,肠漏症是亚健康的开始,也是免疫功能紊乱的始动因素。肠黏膜屏障不断受到肠道致病菌的侵犯,诱导肠黏膜屏障缺失,引发慢性肠道疾病,如炎症性肠病(IBD)。致病菌可透过受损的肠黏膜屏障,易位至淋巴结和肝脏,甚至累及免疫系统导致系统性自身免疫性疾病,如系统性红斑狼疮(SLE)。我们对肠道健康的认知还处于非常初级的阶段,保护肠道健康和肠黏膜屏障的完整性,已成为 21 世纪医学研究重要的课题之一。

(王宏刚　葛贤秀)

08 第八节
肠漏症与炎性疾病

人体的肠道微生态系统就像一个生物反应器,消化吸收食物中的营养素,生成有用的代谢产物,向身体的各个器官发出信号。肠道微生物能够通过脑肠轴等途径,连接到神经、免疫、内分泌等各大系统,调节我们身体各项功能。这种肠道微生物与机体的"沟通交流",对于维持我们的健康至关重要。然而,肠道微生态的失衡,导致了许多疾病的发生和恶化。

绝大多数肠道菌群仅由五大菌门组成,包括拟杆菌门、厚壁菌门、放线菌门、变形菌门和疣微菌门。厚壁菌门的主要成员包括梭菌属、乳酸杆菌属和瘤胃球菌属以及产丁酸盐的真杆菌、普拉梭菌和罗斯氏菌。拟杆菌门的主要作用是降解膳食纤维,包括拟杆菌属、普氏菌属和 *Xylanibacter* 菌属。双歧杆菌是放线菌门中的主要菌属,常被用于益生菌产品。变形菌门包括埃希氏菌属和脱硫弧菌属。疣微菌门是后被划分出来的菌门,是微小的疣状细菌,通常存在于淡水和土壤或者人类的粪便中。人类肠道中最常见的疣微菌门是 *Akkermansia*(阿克曼菌),它能降解肠道内产生的多余黏蛋白。*Akkermansia* 被报道有治疗肥胖、结肠癌和自闭症的潜在作用,但目前仍处于研究阶段。

肠道菌群在多脏器的慢性疾病发生发展过程中有着核心地位。外界环境因素如抗生素的使用、受凉或吃了寒凉的食物,以及不同的饮食习惯,如纤维素饮食、过多的动物来源饱和脂肪、胆固醇饮食,都可能调节肠道菌群,代谢产生短链脂肪酸、内毒素、胆酸、三甲胺以及其他还未知的一些物质,通过血液循环等途径,传递到我们的各个脏器,包括脂肪组织、肝、肠、脑、心血管和肺等,调控我们的身体健康。

饮食对人类健康有重大影响。饮食可以影响肠道菌群,导致人体免疫改变或直接损害我们的身体。食物、肠道菌群和免疫系统之间复杂的相互作用是维持体内平衡和抵抗肠黏膜部位入侵病原体的核心。西方饮食被认为是摄入较多饱和脂肪、糖和较少的膳食纤维,导致慢性疾病的发生率增高,例如长期西方饮食习惯国家糖尿病、肥胖症和炎症性肠病(IBD)发病率较高。这些疾病具有多种致病因素,包括遗传因素、环境因素和紊乱的免疫反应。这些疾病的发病率增加不可仅仅归因于遗传因素,饮食因素更可能是主要原因。

西方饮食中含有过量的精制食品、加工食品、红肉和含糖饮料。西方国家的水果和蔬菜消耗较低,这可能导致了糖尿病和肥胖等代谢疾病的发生率增加。这两个疾病均与内毒素血症引起的慢性炎症有关。

人类肠道菌群可以迅速适应饮食的变化。研究表明,摄入富含膳食纤维的食物,如水果和蔬菜,可以预防炎症性肠病。流行病学数据显示,炎症性肠病的风险增加与摄入过多红肉或加工肉有关。现已确定克罗恩病(CD)病人的疾病活动度与总脂肪摄入量有关联。多糖饮食和常喝饮料的人群发生溃疡性结肠炎(UC)的风险增加。日本的一项研究认为,克罗恩病的发病率增加与牛奶蛋白密切相关,多吃奶酪也会增加炎症性肠病风险,约有 20% 的溃疡性结肠炎病人能从不含牛奶和奶酪的饮食中获益。炎症性肠病病人也容易缺铁和维生素 D。因此,在日常的饮食中我们需要注意到这一点。

(王宏刚 李全朋)

09

第九节
肠漏的解决之道

既然现代生活中的各种因素导致了肠漏,那么解决这个问题的办法难道是回到"旧社会"? 可是,时代在进步,时间在向前推移,都不可能回头,能回头的也就是我们自己了。我们需要重新找回我们丢失的肠道黏膜屏障,修复我们破损的肠上皮细胞。

曾经,我们的肠道与细菌、病毒、真菌、寄生虫和其他微生物和平共处,一起守护我们的健康。可是,这个平衡共存关系正被微妙地打乱。现在,是时候"拨乱反正"了。我们需要少量逐渐地接触"不干净"的环境,包括土壤、灰尘、食物、自然水等来重新恢复体内的微生物多样性。"少量逐渐地接触"是一个慢适应过程,类似于打防疫针,在这个过程中我们慢慢地接触到各种抗原,让我们的身体适应外界自然的环境,让有益的微生物与我们融为一体,从而逐渐恢复我们原本健康的免疫系统。

我们要做的就是回归自然。我们的根来自农村,可以尽量多地回到田园式的生活,比如自种蔬菜,吃应季的水果,多接触泥土,享受充足的阳光,呼吸清新的空气,喝天然的山泉水。为什么近年来"走进农村"越来越受到城里人的热捧? 想必农村有着更难得的自然资源吧。

遗憾的是,现在的农村跟以前大不一样。现在的水稻、麦子、蔬菜、水果大多需要农药才能保证产量。土壤虽然有着天然的净化系统,但也难以清理逐年累积的残留农药。现在农村的用水也经常被污染。我们希望的农村生活是这样的：有一块土地，自己种着蔬菜，不用农药，而是用动物的粪便浇灌，我们享受着美好的阳光、空气和水。而这样的生活可能只有在偏远的山区才能见到了。

回归自然，不应该是退休后的打算，而是现在就该有的行动。我们要尽可能减少使用杀菌肥皂、消毒液，尽可能食用自然种植的蔬菜，尽可能避免主动性的抗生素滥用。什么是主动性的抗生素滥用？我们大多数人习惯性认为感冒了就要消炎，就要挂抗生素。尽管医生已告知我们90％的感冒是病毒感染，不需要用抗菌药，但我们有时还会主动要求医生用抗生素抗菌，这本身就是个错。

修复肠漏是一个人为的主动过程。从现在开始，我们下定决心，回归自然生活吧。推荐的方法包括以下三个方面：一是尽量减少有害食物的摄入；二是规律的生活习惯；三是恢复健康的肠道菌群。

我们对有害食物的定义是一切不利于肠道健康的食物。虽然存在个体差异，但我们推荐多数人群尽量减少以下食物的摄入，包括腌制品、火腿肠、油炸食物、奶酪、过多的含糖食物、过多的含食品添加剂和防腐剂的食物、转基因食物等。

规律的生活习惯范畴比较广。我们推荐多吃有利于肠道健康的食物，包括各类蔬菜、水果、适当的坚果；推荐缓解自己的压力，包括不设定难以完成的目标（不自找压力）、感觉到压力了要懂得释放压力（找到适合自己的发泄方式）；推荐不计较、不多疑、不眼红、不抵触的"四不"原则，要大度大爱、要相信自己、要助人为乐、要宽容理解的"四要"心态；推荐规律的饮食和符合生物钟节律的睡眠。

恢复健康的肠道菌群包括预防保健和医学治疗两方面。健康的饮食和生活习惯是预防肠道疾病的基础。食物中含有天然的益生元,有助于恢复肠道菌群的优势菌,降低有害菌。如果已经出现了肠道菌群失调的症状,建议至专业的医生处寻求帮助。医生会根据病情,建议你做一些必要的检查,包括大便化验、肠镜检查等。目前市面上有很多种类的益生菌产品,比较多见的是含有益生菌的饮料、酸奶,这些在超市就可以买到,十分便捷。但医用益生菌是作为药品进行严格管理的,只有正规药店和医院才有销售。每种益生菌的功效存在一些差异,副作用虽小,但也不可忽视。我们建议大家在用益生菌时,最好能在医生指导下进行服用。

目前,市面上的医用益生菌种类繁多,质量参差不齐。有的人深信国外的益生菌是最好的,其实这种崇洋媚外大错特错。第一,我们要知道,我们是否需要服用益生菌(大多数健康人并不需要)。第二,我们应该吃哪一种益生菌?目前还没有针对某个疾病的特效益生菌。第三,益生菌菌株种类越多越好吗?有的益生菌产品只含有一种菌株,却改善了症状,有的四联、五联益生菌,却与你"道不同不相为谋",所以说菌株种类不是越多越好。第四,益生菌安全无毒吗?当然不是。俗语有云"是药三分毒",这个说法不是没有道理的。对某些严重肠漏症的免疫力低下的病人,益生菌有通过坏的肠黏膜屏障进入血液引起菌血症的风险。第五,价格越贵,效果越好?当然这个说法也是错的。价格与疗效并没有直接关系。很多价格便宜的药效果却十分显著。但因为益生菌的生产工艺和保存要求较高,市面上的益生菌产品价格普遍偏高。

益生菌不是万能药。人体肠道的细菌种类超过 1 000 多种,不是简单的几种益生菌就能代替的。益生菌仅能治疗少数肠道菌群失调的疾病。目前科学界对肠道菌群的理解并不充分,尚处于初步认识的阶段。在肠道菌群作用机制还不是十分明确的情况下,国内外学者已超前认识到肠道菌群在人类疾病的重要作用,尤其是肠道微生态移植(粪菌移植,FMT)在临床上的研究性应用。肠道菌群的作用机制是非常复杂的,人类研究透彻可能需要非常长的一段时间。就像我们对月球的认识一样,不是一蹴而就的。可是疾病不等人,我们必须快速寻找到治疗疾病的新方法。FMT 在美国、欧洲、澳大利亚等地区已广泛应用。由于其疗效好、安全性高,FMT 得以迅速在全球推广。我们国家于 2012 年 10 月开展了第一例标准化 FMT 治疗 CD 病人,取得良好疗效。此后,越来越多的 IBD 病人从中获益。据估算,目前全中国已有约 1 万例次的病人接受过 FMT 治疗,绝大多数集中在江苏省南京市。这得益于智能化的粪菌分离系统的研发和使用,我们国家 FMT 治疗 IBD 病人数量排在世界之首,并报道了目前最大样本量的 FMT 治疗 IBD 的疗效和安全性数据。

FMT 不同于益生菌,因为我们把来自健康人的肠道菌群作为一个整体,通过消化内镜等方式移植入病人的肠道内,重建病人正常的肠道菌群。说得直白一点,FMT 就是搬运工,病人的肠道菌群出现问题了,需要更换新的菌群,FMT 就是完成了这样一个把健康人的肠道粪菌搬运到病人肠道里的工作。这也许是"不忘初心"的另一种解释吧。我们胡吃海喝,不断伤害肠道菌群,某一天肠道被我们折磨的遍体鳞伤,我们也就生病了。可是,肠道菌群不离不弃,在我们需要它的时候,它还会回来。人类最忠诚的伙伴除了狗,请别忘了肠道菌群这个老朋友。

(王宏刚　赵美华)

10

第十节
食肉者的风险

　　我们常说要增加营养，多吃高蛋白食物。那蛋白质该从何而来呢？大体上有两种来源，一是动物蛋白，来自各种动物的肉、蛋、奶；二是植物蛋白，包括豆类、米面、坚果等在内的各种植物的"肉"。实际上，我们大多数人认为的增加蛋白就是多吃动物的肉。这个想法是片面的。何为高蛋白饮食？即摄入的蛋白质较多，其所提供的能量在总能量来源（蛋白质、碳水化合物和脂肪）中占比达到 $25\% \sim 30\%$。那么，高蛋白食物究竟对我们人体有何影响呢？

　　科学家对 2 641 名来自芬兰的 $42 \sim 60$ 岁人群进行了长达22 年的随访调查，记录了他们的膳食情况，估算蛋白质的摄入量。调查结果显示，肉类摄入过多，总体的死亡风险也显著升高。较高的总蛋白摄入量可能与死亡风险增加有关，尤其是那些有基础疾病的人群，比如糖尿病、冠心病等慢性疾病病人。有科学家做了动物试验研究，认为低蛋白饮食可能有助于抗癌。在淋巴瘤、黑色素瘤和结直肠癌小鼠模型中，低蛋白饮食可诱导机体免疫监视作用，建立有效的抗癌免疫应答，抑制肿瘤生长。

　　此外，还有其他研究表明，较高的蛋白质摄入量与 $\leqslant 65$ 岁人群的死亡率直接相关，而在 > 65 岁的老年人群中却呈负相关。老年人群容易患肌肉减少症。所以他们的膳食目标应该是建立尽可能多的功能性肌肉量，以降低肌肉减少症发生率。由此可见,年龄相关的肌肉减少症至少部分是蛋白质摄入降低造成的。老年人对膳食蛋白质的要求似乎要高于年轻人,那么老年人每餐增加蛋白质摄入是否真的有利于健康?目前的研究数据还不能给出答案,对于患有基础疾病的老年人,要慎重考虑是否增加蛋白质摄入。

我们再来看看蛋白的来源。全世界消费的膳食蛋白质实际上大部分来源于植物而非动物,植物蛋白约占 60%。全世界估计有 40 多亿人口主要以植物性饮食为主,而约有 20 亿人主要以肉类为主。在植物蛋白的来源中,谷物占比最大,约占 65%。豆类、坚果、蔬菜、水果,占比相对偏少。可见,谷物是我们最主要的植物蛋白来源。实际上,各个国家略有差异。在非洲和亚洲,植物性食物分别占总蛋白质摄入量的 77% 和 66%,而动物源性食物在总膳食蛋白质摄入中占比在美国(56%)、欧洲(57%)和大洋洲(65%)占多数。在欧美国家,约 80% 的动物蛋白来源于肉类和乳制品,而非洲国家每人每天仅消耗 7 克肉和 4 克牛奶,这个差距是很大的。在我们发展中国家,肉类的需求量比以往增加许多。随着生活水平的提高,嗜肉者也越来越多。大街小巷遍布了涮肉、烤肉、炸肉的商业店铺,无肉不欢的年轻人不在少数。大家静下心来思考一下,我们国家近几十年各种疾病的发生率居高不下。心脑血管疾病、糖尿病、炎症性肠病、肿瘤等都是影响生活甚至危及生命的慢性疾病。高发病率是否与我们的肉类饮食直接相关,目前我还没有强有力的研究数据来证实,但不可否认,我们身边爱好吃肉的人比均衡饮食的人更容易生病呢!

动物蛋白的摄入可能诱发非酒精性脂肪性肝病。大量的动物蛋白摄入增加了炎症性肠病的发病率以及患病后的复发率。芬兰的这个研究还认为乳制品、鱼类、蛋类和植物蛋白与死亡风险无关。目前还没有足够充分的证据证明死亡风险增加与乳制品摄入量增加有关。因此,动物蛋白的危害似乎更多的来于红肉摄入增加。

什么是红肉?红肉指的是在烹饪前呈现出红色的肉。所有哺乳动物的肉都是红肉。2017年,在WHO公布的致癌物名单中,红肉被列为2A类致癌物。

研究认为,红肉增加了急性心肌梗死发生率。加工过的红肉尤甚。科学家对荷兰12万名55～69岁的人群进行研究,发现加工肉类摄入量与总死亡率、心血管和呼吸疾病死亡率呈正相关,该作用与亚硝酸盐含量有关。蛋白质的摄入量与疾病或死亡风险到底有多大关系,目前还不能完全确定。但是,诸如火腿肠、咸肉等这些加工肉食制品我个人是很排斥的。根据现有研究数据,我们不提倡过多摄入动物蛋白,特别是患有糖尿病、冠心病、高血压、脑梗死、炎症性肠病以及癌症的人群。

(王宏刚　王海啸)

什么是素食？素食通常被认为是不含肉类的饮食方式。素食又细分为纯素食（不吃肉、蛋和奶）、半素食（不吃肉，但吃蛋和奶）和 pesco 素食（不吃肉，但吃鱼）。

素食饮食可能改善我们的健康，降低患慢性疾病的风险，包括心脏病、糖尿病等，延长预期寿命。美国咯马林达大学的 AHS-2 研究发现糖尿病、癌症、超重肥胖（身体质量指数 BMI 升高）、高血压病的发病率随着纯素食—蛋、奶、素—吃鱼—半素—非素食的饮食方式的改变有增加趋势。虽然素食改善健康的机制尚不完全清楚，但由于慢性病所致的严重的经济和社会负担，素食被越来越多地推荐为改善人们健康的策略。

科学家们系统分析，发现半素食和纯素食比非素食者的总体膳食质量更高，素食者的谷物和水果摄入情况更接近推荐的营养摄入标准。另一项研究调查了来自台湾的 55 113 名人群的饮食模式（纯素食、半素食、杂食）与慢性肾病之间的关联。相比于杂食者，纯素食者的慢性肾病比例显著减少，素食（包括纯素食及半素食）与较低的慢性肾病发病率显著相关。有学者对 6 名患有 2 型糖尿病和高血压等合并症的肥胖病人进行了严格的素食干预，1 个月后病人的体重指数、甘油三酯、总胆固醇、低密度脂蛋白胆固醇、糖化血红蛋白和空腹血糖均有所下降，这说明素食对糖尿病病人降糖降脂有益。进一步研究发现，素食者的肠道菌群发生改变,拟杆菌、脆弱拟杆菌和梭菌属菌群增加,而肠杆菌减少。另一项研究显示,肉食者的肠道菌群也在发生改变。肉食者摄入过多的脂肪,导致胆汁酸分泌增加,随之肠道内抗胆汁酸细菌也相应增加,特别是 *Bilophila wadsworthia*,这个细菌被认为是炎症性肠病的重要诱因。另外,素食者的肠道菌群多样性和细菌丰度增加,尤其需注意的是普氏菌(*Prevotella*)的增加。普氏菌属于拟杆菌门,炎症性肠病病人常缺少此菌。由此,我们是否可以这样推测,肉食者比素食者更易发生炎症性肠病?

肠道菌群与心血管疾病密切相关。氧化三甲胺(TMAO)是一种依赖于肠道菌群的代谢产物,来源于饮食中含有三甲胺的化合物,如左旋肉碱,这个在红肉中含有很高的浓度。TMAO 可诱发心血管疾病,而素食者不吃红肉,肠道菌群无法代谢生成 TMAO,显著地降低了心血管疾病风险。素食降低血液中的胆固醇,可以减少胆结石的发生风险。给 15 名健康杂食者进行为期 3 个月的半素食饮食干预,肠道菌群发生改变,有益菌增多,炎症相关基因大量减少。

药王孙思邈曾说"夫杀生求生,去生更远"。植物性饮食在数千年的中国文化中已积淀浓郁的中医底蕴。20 世纪 70 年代以前,我国普遍的饮食结构更接近于低脂素食。素食虽好,但也需要注意一些问题。长期素食者可能会缺乏一些营养素。铁、锌和钙是人体必需的元素。铁蛋白是反映体内是否缺铁的一个指标,过低可能导致缺铁性贫血。锌是儿童生长发育的不可缺少的元素。素食者的血清铁蛋白浓度常常低于杂食者。虽然有研究认为素食和杂食的儿童血清锌水平和生长发育情况无差异,仅一些素食青少年被发现血锌浓度较低,但我们仍然建议素食者,特别是全素食的青少年儿童,通过适当增加微量营养素强化食品(如谷物、牛奶)、改变日常饮食结构(如增加富含维 C 的蔬菜水果,少喝茶和咖啡)等途径,增加对含铁和锌的食物的摄入量,预防营养素缺乏。有研究认为,素食可以为骨健康提供足量的关键营养素,但是我们建议依据膳食参考摄入量,确保钙和维生素D的足够摄入。

如今,素食者越来越多,素食人群也趋于年轻化。素食不再是宗教人士所特有,也不再是几十年前穷困时期的不得已的选择,现已被社会所接受并推崇。在我国上海、深圳、广州等经济发达城市,素食店不再稀有。选择素食,只是选择了一种有益于自身健康、尊重其他生命、爱护环境、合乎自然规律的饮食习惯。素食已经逐渐成为符合现今时代的生活方式。

（王宏刚　杨晓钟）

12 第十二节
隐藏的毒

　　可以说,我们每天都在吃"毒"。民以食为天,每天我们都在吃各种各样的食物。大米、面食、蔬菜、肉类、水果、水,这些都是我们赖以生存的能量和营养来源。如果追溯到源头,现代的食物很少是纯天然的了。农药的广泛使用、畜牧业的抗生素滥用、各种添加剂和防腐剂、污染的水源、空气中的 PM2.5 等等,这些都与我们的生活密切相关。

　　糖是影响我们肠道黏膜通透性的最"甜蜜"的敌人。在毒物的排名中,有人把糖放在最靠前的位置。几乎所有人造食品中都含有糖。糖的过量摄入会刺激人体胰岛素的大量分泌,过度消耗胰腺的分泌功能,随着时间的推移,终有一天我们可能面临患糖尿病的风险。不仅如此,摄入过多的糖也会增加心脏病的死亡率。美国学者发表的一篇学术论文,研究了 4 万多人的饮食与心脏病的死亡风险的关系,发现糖摄入过多(糖提供的热量超过总热量的 1/4)使心脏病的死亡风险升高超过一倍。同样,含糖量较多的其他甜食,比如蜂蜜,也不宜摄入过多。

　　甜味剂是另一种形式的糖。常见的人造甜味剂有阿斯巴甜、糖精和三氯蔗糖。这些人造甜味剂大概在五六十年前上市。我们国家当时还处于经济相对落后的时期,对大部分农民来说能吃饱饭就算很满足的了,能吃到含有糖精的甜食已经算是很奢侈了。随着经济逐渐发展,我们常喝的各种饮料可能或多或少含有人造甜味剂。糖精是人造甜味剂中名声最大的,对人体的伤害也逐渐被人们认知。面对大众对健康问题的关注,原来的人造甜味剂也在不断"改进",市面上开始出现了"无糖饮料",可是为什么喝着还是有甜味呢? 饮料公司弃用糖精,用三氯蔗糖代替。

三氯蔗糖是英国人研制并于 1976 年申请专利的一种新型甜味剂,其甜度为蔗糖的 400～800 倍,是目前世界上公认的强力甜味剂。三氯蔗糖的热量值极低,对血糖无明显影响,被认为是肥胖症、心血管病和糖尿病病人理想的食物添加剂。

但是,三氯蔗糖对肠道的影响不容忽视。65％～95％的三氯蔗糖不会被肠道吸收,而是通过粪便被排出体外。这类甜味剂破坏了我们的肠道菌群,使益生菌数量下降,同时也减少了肠道对营养素的吸收。有研究认为,每天饮用"无糖饮料"会使糖尿病的发病风险升高近 70％。美国曾发布报告称应该避免食用三氯蔗糖。我国《食品添加剂卫生标准》规定三氯蔗糖可用于食物甜味剂,但用量有限制,不可超量使用。有研究表明,一般人群将三氯蔗糖作为食品添加剂使用是安全的。但是,三氯蔗糖的摄入量是有明确要求的。美国规定的安全限量是每天每千克体重 5 毫克,也就是说,一个 60 千克的成年人每天摄入不可超过 0.3 克。所以,正常饮食不用过于担心。但是对于喜欢喝饮料的年轻人来说,我们建议不可长期过度喝饮料。对于爱好运动的人来说,夏天运动出汗后,来几瓶饮料解渴,这似乎成了家常便饭。而绝大多数饮料都含有三氯蔗糖,过量的三氯蔗糖可能长期刺激我们的肠道,这也许是我们肠道菌群失调的一个原因。这样的"糖衣炮弹",你还会继续让它破坏你的健康吗?

与三氯蔗糖这个名字有点类似的是三氯生。大家对这个化学物质可能很陌生,但我们几乎每天都在用它。三氯生是一种广谱抗菌剂,被广泛应用于肥皂、牙膏、消毒洗手液、洗面奶、空气清新剂及冰箱除臭剂等日用化学品之中。我国2008年颁布的强制性国家标准《牙膏用原料规范》规定，牙膏中允许添加三氯生，但含量不得超过0.3%。这个浓度以下的三氯生被认为是安全的。2015年，欧洲化学品管理局（ECHA）禁止使用三氯生。2016年，美国食品监督管理局（FDA）发布限制使用禁令。三氯生的安全性问题不容忽视。研究表明，三氯生影响多种动物的内分泌和激素代谢，可导致人体过敏和湿疹的发生率增加。三氯生通过两种途径进入我们体内，一是食物摄入，二是皮肤直接吸收。三氯生在不少人群中被检测出并且稳定残留。2008年美国公布的检测结果表明，2 500多名志愿者的尿液中检测到2.4～3 790 ng/ml浓度不等的三氯生残留。在人的乳汁、血液、尿液、脑和肝脏中能检测到三氯生残留。而且即使低剂量的三氯生也会增加肠炎及肠癌患病率。小鼠的动物实验结果表明，低剂量三氯生可导致小鼠结肠炎加重。这机制可能是三氯生引起小鼠的肠道菌群发生变化，比如对人体有益的双歧杆菌、乳杆菌、副拟杆菌数量均大幅下降。

　　由于三氯生的广谱抑菌作用，其被添加到肥皂、洗手液中。正常情况下，我们洗手时间是20秒左右。有研究团队做了试验，发现在正常的洗手时间内，含有三氯生的肥皂抑菌效果和普通肥皂基本没有显著差异。当把细菌和肥皂放在一起9小时以上，抑菌效果才明显，到24小时的时候，抑菌肥皂的效果达到最佳。但是，需要注意的是，我们正常洗手几十秒足矣，这么短的时间内，手上的细菌会被三氯生杀灭吗？除非我们手没洗干净，三氯生残留在我们的手上，才会有明显的抑菌效果。但手上有残留的话，三氯生会通过皮肤吸收进入我们体内，导致肠道菌群失调等一系列问题。我们的理解是，肥皂、洗手液、牙膏、洗发露、沐浴液、婴儿爽身粉等洗护用品根本没必要添加三氯生，因为它对我们人体有潜在的危害。有人问，那我买最好的品牌、最贵的护肤品不就可以了吗？答案当然是否定的。某些国际名牌化妆护肤品同样含有三氯生。

超加工食品，是在已经加工过的食品基础上再加工的食品，通常含有五种以上工业制剂，属于高糖、高脂、高热量的食品。常见的超加工食品包括加工肉、甜饮料、奶制品零食（冰激凌、奶昔等）、薯条、甜点等。西方国家已经注意到超加工食品的危害了。科学家对 2 万人随访 10 年，发现超加工食品吃得越多，早死风险就越高，存在显著的剂量反应关系。法国对 10 万名成年人随访 5 年，发现饮食中超加工食品占比每增加 10%，冠心病风险上升 13%，脑血管病风险上升 11%。所以，我们应少吃超加工食品。从现在开始"养生"，不也挺好的嘛！

熬夜也是一种毒。在 WHO 发布的致癌物清单中，熬夜（涉及昼夜节律打乱的轮班工作）被归为 2A 类致癌物，也就是说熬夜对人很可能致癌。

另外，吸烟有害健康。2019 年 JAMA 子刊调查了亚洲国家人群的吸烟与健康数据，中国的吸烟率在稳步上升，吸烟年龄呈年轻化趋势，每天吸烟的数量也在增加。该研究表明，与吸烟相关的死亡率明显增加。在 1930 年以后出生的人群中，因吸烟导致的死亡占全因死亡人数的 29.3%，因吸烟导致的肺癌死亡占全因肺癌死亡人数的 68.4%。这个数据应该引起我们的高度重视。香烟，这种"现代鸦片"不能再这样持续下去了。

（王宏刚　张梦辉）

13 第十三节
甜味剂对肠道的影响

我们病房曾收治过这么一位孩子,15岁男孩,体重105千克,在高一的军训现场晕倒被送往急诊科,经检查诊断为糖尿病酮症酸中毒昏迷。孩子既往身体健康,没有任何慢性疾病及家族疾病史。孩子妈妈说,这孩子一直很健康,因为毕业班学习辛苦,每次下晚自习回家加顿餐后再继续学习到深夜,平时还喜欢喝各种饮料。孩子学习辛苦,家长也心疼,就想给孩子多补充点营养,慢慢发现孩子长胖了。为了给孩子控制体重,还经常给他吃一些无糖低热量食物或低热量饮料。最近一段时间,孩子特别喜欢喝饮料,老说嘴巴干,我们以为夏天孩子活动量多,出汗多,却没想到是生病了。

由于饮食结构的变化,越来越多的肥胖儿童存在不同的健康问题。肥胖和胰岛素抵抗人群数量逐渐增加,糖尿病儿童的患病率持续上升。对于发生急性昏迷的孩子,很多都有长期食用快餐和各种饮料的情况。在发病前期,他们常常饮用碳酸饮料或低热卡饮料。他们的生活方式是不喜欢喝白开水。过度劳累加失水诱发了疾病的发生。长期不健康的生活方式最终导致了慢性疾病。

由于含糖量高的产品不断引起健康问题,无糖食品的消费量正在逐渐增长。比蔗糖甜十万倍的甜味剂被用来替代糖制品。如三氯蔗糖的甜度是蔗糖的600倍,阿斯巴甜是蔗糖的

200 倍。过去认为这类甜味剂是不影响体重的食品添加剂。甜味剂不仅被糖尿病病人食用，也被普通人群食用，因为它们被用作许多低热量食品的配料，如饮料、乳制品、粉末饮料混合物、烘焙食品、甜点、糖果、巧克力、布丁、罐头食品、果酱和果冻以及糖果口香糖等。此外，它们还可以在家里、自助餐厅和餐馆作为桌面甜味剂自助添加。然而，目前有研究显示非营养性甜味剂虽不同于葡萄糖等直接代谢升高血糖，但可能通过多种途径影响机体能量摄入与代谢。甜味剂与肥胖、2 型糖尿病及代谢综合征都有一定关系。澳大利亚的精制糖的销量在最近 30 年间下降了 16%。添加糖和含糖饮料对成年男女的供能比例总体也在下降。但是，肥胖率却仍在明显增加。现在有研究证实，打着"能够帮助减肥及预防糖尿病"旗号而广为推销的这些人工甜味剂，事实上，促进了葡萄糖耐受不良和代谢性疾病形成。这些非营养性甜味剂以一种惊人的方式导致了改变肠道菌群的组成和功能的效应。研究人员将这些从小鼠和人类实验中获得的研究结果发布在了《自然》(Nature) 杂志上。该研究显示，非营养性甜味剂介导的对肠道菌群有害代谢的影响可通过使用抗生素消除。将摄入非营养性甜味剂小鼠的肠道菌群移植给无菌小鼠后有害代谢影响也同步得到转移。非营养性甜味剂改变的菌群代谢具体机制与人体或动物模型对代谢疾病的易感性相关。

一些长期的前瞻性研究提出了这样一个忧虑：食用非营养性甜味剂可能会导致代谢紊乱，从而导致肥胖、2 型糖尿病和心血管疾病。而目前为止，非营养性甜味剂对癌症和糖尿病风险的影响相关的证据还处于研究阶段。甜味剂对肠道微生物群的影响机制尚未完全清楚。部分研究显示，在非营养性甜味剂中，只有糖精和三氯蔗糖能改变肠道微生物群的数量。动物和人类摄入糖精后，与葡萄糖耐量和肠道微生物失调有关的代谢途径发生了变化。然而，需要更多的研究来澄清这些初步观察结果。

在营养甜味剂中,只有甜菊提取物可能影响肠道微生物群的组成。一些多元醇,包括异麦芽糖和麦芽糖醇,会增加健康受试者体内的双歧杆菌数量,这些多元醇可能具有益生元作用。多元醇到达结肠后,可能会引起剂量依赖性肠胃胀气,特别是对炎症性肠病病人来说。其他临床试验表明,乳糖醇降低了类杆菌、梭状芽孢杆菌、大肠杆菌和真细菌的数量。此外,乳糖醇增加了丁酸盐(对肠道有益代谢)和 IgA(对肠道共生菌的定植起关键作用)的分泌,没有黏膜炎症的迹象。木糖醇减少了粪类杆菌和巴氏杆菌属的数量,增加了硬杆菌和普氏杆菌属的数量,影响了小鼠艰难梭菌的生长。需要进一步的研究来阐明在动物肠道微生物群中观察到的变化是否存在于人类中。

在甜味剂的研究方面,研究者应该进行随机临床试验,评估非营养性甜味剂及低糖性甜味剂对肠道微生物群的潜在影响,以及它们通过何种机制及途径影响慢性疾病的发生。尽管如此,在限制热量摄入的同时,我们应该避免食用代糖。我要提醒更多的家长们,避免给孩子饮用碳酸饮料,包括低热卡饮品,让孩子所有的饮品均换成白开水,才能让孩子更好地控制体重,有健康的肠道、健康的身体。远离甜味剂,肠道更健康。

(张红曼)

近年来,我国倡导不滥用抗生素,同时也在逐步推进这项工程。通过媒体的宣传,公众的意识也在逐渐发生改变。我很欣慰大多数人都能理解长期使用抗生素对人体是有害的。因为,迄今为止,我们已经有意或无意地接受了足够多的抗生素了,这些抗生素对肠道菌群的影响是很大的。

如今,抗生素在农业和畜牧业被广泛使用。猪和家禽与我们的生活密切相关,用含抗生素的饲料喂养猪和家禽,会导致体重增加呢?别急,且听我慢慢道来,动物食用抗生素后肠道菌群迅速发生变化,某些有益菌被杀害,那些有害菌趁机繁殖,导致肠道菌群失衡。肠道内的细菌组成发生改变,厚壁菌(胖菌)增多,而拟杆菌(瘦菌)减少。厚壁菌占了优势,从食物中获取更多能量,从而增加热卡的吸收引起肥胖。需要关注的是,抗生素最终以肉类、奶制品或者以动物粪便污染过的水源等形式,进入我们人体内,有的可能影响我们的健康,这成了我们必须要面对的现实问题。

2015 年 4 月 18 日,中央电视台新闻频道对复旦大学做的一项调查研究进行报道。该项研究针对江苏、浙江、上海 1 000 多名 8 到 11 岁在校儿童的尿液进行检测,发现有近六成的儿童尿液中含有抗生素。在这些儿童中,有约 25% 儿童尿液中检测出 2 种以上抗生素,有的甚至能检出多达 6 种抗生素。其中有个现象值得重视,某些只限于畜禽使用的抗生素,在儿童体内也有检出,由此说明环境和食品可能是儿童体内兽用抗生素的重要来源。研究表明,我国儿童普遍暴露于多种抗生素的状态可能加重细菌耐药,也可能成为儿童生长发育的潜在危害。复旦大学的这份研究报告表明,江、浙、沪地区儿童摄入抗生素问题十分严重,正常情况下健康的儿童不应被检测出抗生素。而这些抗生素可能主要来源于动物性食物。

幸运的是,我国农业部高度重视养殖环节抗生素的监测问题,提出四个组合策略:一是把好准入关,坚持"四个不批准"(详见相关文件)。二是强化风险评估,坚决淘汰存在安全隐患的兽药。三是推进综合治理,持续开展兽药残留超标专项整治。四是实施智慧监管,实现兽药电子追溯管理系统,管控药物来源和去向。2017年,农业部对猪肉等主要畜禽产品的包括抗生素在内的70种药物残留进行了监测,合格率达到99.7%。我们看到,国家正在重视兽用抗生素残留问题,逐步保障人群健康。

另一方面,国家也在提倡临床谨慎使用抗生素。儿童以感染性疾病居多,抗生素使用率较高,是抗生素滥用的管控重点。儿童的感染大多数是病毒感染,使用抗菌药物弊远大于利。国家卫健委强调,要强化实施抗菌药物专档管理,落实抗菌药物管理要求,严格落实抗菌药物分级和医师处方权限管理,加强抗菌药物合理规范使用。合理使用抗生素是为了减少超级耐药菌的发生,防止出现"无药可用"的棘手情况。

超级耐药菌的出现引起我们不小的恐慌。2016年5月,中国央视新闻频道播出美国出现超级耐药菌,"最强"抗生素都"束手无策"。2019年4月,美国通报了587例耳念珠菌(*Candida auris*)感染病例,其中中国报道感染18例。耳念珠菌是2009年日本学者从一名病人的外耳道分泌物当中分离得来的,故而命名"耳念珠菌"。这种新发现的真菌,具有多重耐药和致死率高的特征,被称为"超级真菌"。所幸的是,这种"超级真菌"在中国并没有暴发疫情。

抗生素不是万能的,不是所有微生物都能杀灭的。任何事都有个"度"。不要等到超级细菌真正出现的那一天,才知道耐药菌有多么强大。我们要学会与人体正常菌群和平共处,以合理膳食和运动来增强抵抗力,避免抗生素过度使用。

(王宏刚　印　文)

15

第十五节
民以食为天

民以食为天。当代的人已经不再满足于吃饱了,吃得好才是王道。

2019 年 4 月,世界权威医学期刊《柳叶刀》发布了全球营养领域的首个大规模重磅研究——对 195 个国家和地区饮食结构造成的死亡率和疾病负担的研究。在 2017 年,全球与饮食相关的死亡人数约为 1 100 万。我们国家在 2017 年归因于饮食的死亡率是(313~397)/10 万人,这个比例还是相当高的,排在第二档。相比而言,同是亚洲国家的日本,死亡率小于 105/10 万人,属于最低档。中国因为饮食结构问题造成的心血管疾病和癌症死亡率在全球都是很高的。

根据 WHO 最近公布的 2019 十大健康威胁,糖尿病、癌症和心脏病等疾病导致了全球 70% 以上的死亡(约 4 100 万人),其中因此而过早死亡的 30~69 岁人群高达 1 500 万人。促使这些疾病发病率增加的危险因素主要有 5 个:烟草、饮酒、不健康的饮食习惯、缺乏体力活动和空气污染。在一些危及生命的疾病(如肥胖症和癌症),饮食的影响甚至远高于酒精和烟草。

食物的生产方式正在逼近地球生态圈的极限,造成了严重的水土污染。联合国粮农组织报告说,如果人们持续现在的生活方式,地球每年将会损失 5 万平方公里的土壤。2019 年 1 月,《柳叶刀》发布特别报告指出,到 2050 年,全球人口预计将突破

100亿人。怎么才能借助可持续的食物体系,让全人类、让我们的子孙后代们,吃饱吃好,吃出健康?目前的全球粮食体系必须快速转型,到时才能为全球人口提供健康、可持续的食品供应。《柳叶刀》提出了在全球范围内可持续的"星球健康饮食(Planetary Health Diet)",首次针对健康膳食和可持续粮食生产提供量化的科学指标。健康膳食的结构包括最佳的热量摄入,这些热量的来源大部分由植物类食物组成,动物来源的食物较少,精制谷物、高度加工食品、添加糖的比例都有所下降。人们每天所需的热量中,推荐35%来自谷物,植物蛋白为主要的蛋白质来源。从健康角度考虑,人们每天需要吃的红肉不应超过14克,每天的蔬菜水果要达到500克。也就是说,就我们大多数人而言,对水果、蔬菜、豆类和坚果等健康食品的食用量需要增加一倍以上,而诸如糖类、红肉等相对不健康的食品要减少一半以上。

2015年11月,WHO发布加工肉类被确认为一级致癌物,红肉是二级致癌物。国际期刊《循环》发表了最新的研究数据,每天每多进食100克加工肉制品或红肉,缺血性心脏病的发生风险增加近20%。有研究认为,红肉可能是影响糖尿病发病率的重要因素。2018年,美国糖尿病协会推出糖尿病病人生活方式指南时提到,植物性饮食对于糖尿病的控制是有效的选择。

《柳叶刀》发表的最新研究结果显示,影响死亡主要有三大膳食风险因素:大量摄入钠盐、全谷物摄入量低和水果摄入量低。《柳叶刀》曾在2018年发文称,80%的中国居民每日吃盐多于12.5克。也许你会认为,外国人研究中国的数据不够准确,那么请看我们国家自己的调查数据。中国疾病预防控制中心的数据显示,我国18岁及以上居民平均每日盐摄入量为10.5克,比推荐的6克高出75%。我国东北地区每日盐摄入量更高达18克以上,远超国内外平均水平。2017年,顶级医学期刊《自然》发表文章,高盐饮食导致高血压和心血管疾病,肠道菌群参与其中。实验研究发现,高盐损伤小鼠肠道菌群,特别是减少乳杆菌。有研究发现,高盐饮食减少人肠道中的乳杆菌属,促使血压升高。2019 年,国际权威期刊《新英格兰医学》发表的最新数据显示,美国成人钠摄入量应由每天 3 400 毫克减少到 2 300 毫克。我们国家《中国居民膳食指南(2016)》推荐每天摄入盐少于 6 克。我们所说的盐的化学成分是氯化钠,按照化学分子量计算,也就是说,我国推荐每天钠摄入量约小于 3 000 毫克,这个数据与美国的研究结果接近。所以,请记住我国膳食指南的推荐量,每天摄入盐应少于 6 克。但请不要认为摄入的盐越少越好。市面上销售的某些低钠盐,如果长期食用,可能会导致钠摄入不足。

全谷物和水果在膳食结构中占有重要地位。全谷物是指未经精细加工,或虽经碾磨、粉碎、压片等处理,仍保留胚乳、胚芽、谷皮及天然营养成分的谷物。根据美国发布的相关内容来看,全谷物主要包括稻米、小米、大麦、小麦、荞麦、藜麦、黑麦、燕麦、玉米、高粱等。全谷物食物含有膳食纤维、阿拉伯木聚糖、果聚糖等成分,通过两种方式产生有益影响,一是调节肠道菌群组成、丰度和活性,维持肠道微生态平衡,二是被菌群代谢生成有功能的代谢产物。我们平时的主食大部分是精制谷物,比如精制米、精制面。精制加工会使谷物丢失大量营养。和精制谷物相比,全谷物含有更多膳食纤维、维生素、矿物质及植物化学物,更有益于人体健康。可能大家听说过,淘米水也有很高的营养价值,含有丰富的多种维生素,直接倒了很是可惜。水果也富含膳食纤维、维生素、矿物质和多种植物活性物质。WHO 早在 2002 年发布《世界卫生报告》,将水果摄入过少列为十大死亡高危因素之一。可是,2010—2012 年的调查数据显示,我国每天人均水果摄入量只有不到 50 克,而我国膳食指南推荐每天吃 200~350 克的水果,这个差距还是挺大的。

我国膳食指南建议成年人每天摄入谷薯类食物 250～400 克，建议大家平时增加五谷杂粮的摄入，如稻米、小米、燕麦、豆类、薯类等植物的摄入，少吃精制米面，多吃蔬菜和水果。

我们关注"吃什么"，却忽视了"啥时候吃"。2019 年 6 月，在美国糖尿病协会年会上，科学家报道了 8 名糖尿病前期患者的初步研究结果，发现下午三点之前吃晚饭可以降"三高"（血糖、血脂、血压）。但是这个方案不适合绝大多数人，也不符合我们普通大众的作息习惯。因此，科学家提出一个替代方案，早、中、晚的食物配比为 50％、30％、20％，也就是说，早餐要吃好吃饱，晚餐要吃早吃少。貌似美国人的研究结果正在证实我们老祖先留下的养身法则——"过午不食"。我们不禁赞叹古人的伟大智慧。

预防疾病，从改变饮食开始。我们是不是该重视膳食问题了？

（王宏刚　杨晓钟）

16 第十六节
人 与 土

　　美国太空总署的科学家们发现,普通的泥土可以把无机物转换成有机物,变成可以制造生命的基本组成单位。苏格兰的凯恩斯·史密斯博士在20世纪60年代提出"生命起源于泥土"的学说,他认为原始的泥土是有化学作用的,泥土能产生氨基酸,而氨基酸是组成生命的基本单位。正是由于这一原因,大约在40亿年前地球上才第一次出现生命。对于这个说法,我们无法判断其正确与否。

　　土,不能说一定是生命之源,但一定是生存之本。中医对土早有认识。《素问·太阴阳明论》记载了"脾脏者常著胃土之精也,土者生万物而法天地"。在农村有这样一种说法,"万物土中生"。"土生万物"也许是对"生存之本"最好的解释吧。土,是万物生长之本,是我们立足之本。没有土,就没有食物。没有土,也就没有我们赖以生存的环境。

　　一方水土养育一方人。土壤存在地区差异,也在一定程度上导致了人的差异,或者说,土改变了我们的肠道菌群。中国人与外国人的肠道菌群有很大差异,中国各个省份人群的肠道菌群也有所不同。或许有人问,这个菌群差异不一定来源于土吧?以前人们认为,只有人类和黑猩猩具有抽象思维能力。后来研究发现,同样是灵长类动物的狒狒也具有复杂抽象推理能力。这对于把狒狒作为动物模型来研究的我们人类有重要价值。最近,科学家对狒狒的肠道菌群进行研究。研究人员收集了 14 个不同种类的狒狒粪便,分析粪便 DNA 以及 13 种不同环境特征,包括植被、海拔、气候和土壤等。从肠道菌群组成的差异来看,土壤的影响比其他环境因素更为强烈,其导致的差异是遗传因素的 15 倍,这说明土壤对狒狒肠道菌群的影响可能比基因更大。狒狒吃各种各样的树叶、水果、种子、树根等,而这些食物通常附着一层泥土,这就解释了不同的土壤对肠道菌群的影响也不同。也有研究认为,狒狒和传统生活方式的人的肠道菌群相似。一开始,食物未曾清洗便直接吃了。这种比较传统的饮食结构可能把土壤的菌群带入我们体内。所谓"不干不净,吃了没病",从土壤菌群的角度来看这句话,还是有一定道理的。科学家做了试验,两组小鼠,一组生活在洁净环境中(无土),一组生活在有土环境中,这两组小鼠的肠道菌群有明显差异。接触土壤的小鼠肠道基因表达发生改变,抗炎因子增加,调节免疫系统,对抗过敏引起的肺部炎症反应。简单来说,接触土壤的小鼠不容易过敏。

美国临床营养专家乔希·阿克斯著有《吃土:强健肠道、提升免疫的整体健康革命》一书,提出"吃土"对防治疾病有一些好处。撒哈拉以南非洲的孕妇会在孕期吃土,通常每天都要吃几次。当然非洲孕妇所吃的土与我们脚下的土壤不同。她们吃的是黏土。黏土与一般土质不同,它的质地更加浓厚,颗粒更小,含有对肠道有好处的微生物。最受当地欢迎的黏土是膨润土,由火山灰制成。有一次,阿克斯与朋友洗了一次泥浴。暖暖的泥土水从火山旁流出来,当地人告诉他要将身体浸入泥水中,然后晾干,让泥土在皮肤上附着 30 分钟后再洗掉。完成泥浴后,阿克斯感觉精神焕发,皮肤也更加有光泽。在非洲地区的一些集市上,你会看到很多摊贩前都有着成堆的东西,有点像红薯,也有点像巧克力,这便是用当地的红泥土制成的红泥饼和红泥棒,很受非洲人的欢迎。非洲人认为土是大自然赐予人类的最好礼物,因此吃土是一件光荣的事情。他们认为吃土不仅美味,还有利于身体健康。

最近,在书中读到的一个特产勾起了我的食欲——武乡"黄土炒指"。相传西晋末年,山西武乡人石勒带兵打仗,主要吃的食物是面粉做成的手指大小的面条块。士兵常有水土不服的情况。石勒手下的一个火头军试着把黄土磨成粉,用铁锅将干土煮沸后再来炒这个面条块,没想到炒出来香脆可口,对治疗水土不服也有奇效。"黄土炒指"流传至今,现已成为晋东南地区独具地方特色的小吃,被录入山西省非物质文化遗产名录。吃土治疗水土不服,这还是有根可寻的,《本草纲目》中便有记载——"壁土拌炒,借土气助脾"。倘若我们到外地旅游,万一水土不服,随身携带一捧家乡的土,是否能起到治疗水土不服的作用呢? 我不建议大家去尝试,毕竟这种直接"吃土"的治疗方式还没有充分的科学依据。

我们现代人缺少的是与土壤接触的机会。小时候的我们走路上学,路还是泥土路,特别是在下雨天,走路很是欢畅。我们很喜欢在地上玩玻璃球、踢足球、追逐嬉闹,这些都是我们在泥土上度过的愉快的童年回忆。而今再看看现在我们的孩子,城里高楼林立,原有的空闲之地都变成了商业开发的楼盘,水泥钢筋充满了各个小区,小区内有限的休闲游乐的场地,地上也被铺满了橡胶。孩子们接触泥土的机会少多了。偶尔有带孩子去农家乐玩耍的时候,孩子们兴奋地玩着泥巴,立马就被家长们呵斥:"谁让你玩的,这土有多脏,赶紧洗手"。这罕有的接触土壤的机会也被无情地剥夺了。

"吃土"也许是一个网络流行词,穷到没钱吃饭只能"吃土"了。殊不知,说不定以后哪一天,"吃土"会成为有钱人的热宠。土地是生命之根,孕育万物。土地是人类赖以生存的最基本的物质资源。1991 年起,国务院把每年的 6 月 25 日定为全国土地日。我们要重视土地资源的合理利用,避免污染和破坏。无论如何,严重污染的土壤绝不是治病良药。

（王宏刚　黄晓丹）

17 第十七节
酒

我们国家有着悠久的酿酒历史。酿酒是指利用微生物发酵生产出含一定浓度酒精液体的过程,在这一过程中,酒曲是酿酒的精华所在。酒曲中含有大量微生物,主要是真菌,还有微生物分泌的各种酶,通过生物催化作用,加速谷物淀粉的转变,分解形成酒精。酒曲不同,酿造出酒的味道便不同。换句话说,酒曲中的微生物,尤其是真菌,在酿酒过程中起着非常重要的作用。

在中国传统白酒发酵过程中,发酵相关的核心菌群对酒类的品质和产量都有重要影响。有人研究,在茅台酒发酵进程中,有 10 个真菌和 11 个细菌属已被鉴定出来。在酱香发酵过程中,酵母菌和乳酸菌发生转换。这展露了酱香型白酒发酵的核心菌群及在不同环境下发酵菌群的变化与特征。

全球嗜酒如命的人不在少数。有研究人员选取 99 名酒精依赖综合征病人,分析他们的肠道菌群分类及功能组成。研究者发现,酒精依赖与产丁酸梭菌的水平呈负相关,与促炎症的肠杆菌等条件致病菌呈正相关。这些人的肠道菌群中含有大量与酒精代谢及毒力因子相关的细菌。而肠道菌群的改变正是酒精性肝病发生的主要因素之一。酒精性肝病,特别是酒精性肝硬化的病人肠道里的念珠菌过度生长。饮酒使肠道通透性增加,毒素进入血液中,诱导肝脏炎症,损伤肝细胞并促使酒精性肝病发生。对于已经患有肝病的病人,如乙肝、丙肝、非酒精性脂肪肝等,饮酒可不同程度地加重这些慢性肝病。

WHO 指出,过量使用酒精可致 200 多种疾病。总的来说,过量使用酒精每年导致全世界 300 万例死亡,其中男性占 3/4。国际期刊《柳叶刀》近期发文,研究者分析了 2 800 万人的大样本数据,认为饮酒导致 2016 年全球 2.2%女性和 6.8%男性的死亡。饮酒是造成全球死亡和残病的第 7 大危险因素,导致 15～49 岁人群中 3.8%的女性和 12.2%的男性死亡,死亡原因主要是结核病、交通事故和自我伤害。而在 50 岁以上人群中,饮酒相关死亡的主要原因是癌症。

有学者对近 60 万饮酒者进行研究,分析饮酒与全因死亡率及心血管疾病的关联。饮酒量与中风、冠心病、心力衰竭、高血压病、主动脉瘤之间接近线性相关。饮酒量与癌症风险也呈正相关。美国癌症研究所指出饮酒与 6 种癌症密切相关,包括咽喉癌、食管癌、胃癌、肝癌、结直肠癌、乳腺癌。即便少量饮酒或酒精饮料,也会增加患癌风险。2019 年 4 月,《柳叶刀》发表了一篇由北京大学、中国医学科学院和牛津大学合作的研究论文,对 50 万中国人群进行研究,认为随着饮酒量的增加,高血压水平和脑卒中发病风险持续增加。

饮酒对我们大脑的伤害可能并非是短暂的。最近,西班牙和德国的科学家研究发现,饮酒 6 周后,我们的大脑仍然在持续受到损害。科学家们将 90 名酗酒者的大脑磁共振成像与 36 名不饮酒者的进行比较,发现酗酒者的大脑明显受到了影响。根据检查结果,酒精对大脑的两个部位影响最大,一个是海马体,一个是前额皮质,而这两个部位控制着我们的记忆、情感、行为等。醉酒后,我们的这些功能会受到损伤。与未饮酒的人相比,酗酒者在醒酒 2 周后,大脑内神经元的电活动仍然很少。大脑神经元的相互交流减少了,神经信号传递持续受到限制。也就是说,我们常常认为,只有醉酒时才会"断片",酒醒了就没事了。

而实际上,酒精对我们大脑神经元的影响会持续至少 6 周之久。

酒精可能通过诱导肠道菌群失调和肠漏,继而引起内毒素血症和全身慢性炎症反应,但具体机制尚未研究清楚。科学家最新研究发现,酒精促进了小鼠的肠道炎症。小鼠摄入酒精,引起肠道细菌产物易位,近端小肠细胞凋亡,活化炎症小体,促进了肠道炎症,而这一过程受到肠道菌群的调控。

我们再来看看酒精在我们体内是怎样代谢的。酒精在乙醇脱氢酶的作用下,被转化为乙醛,在乙醛脱氢酶-2 的作用下,又转化为乙酸,最后被分解成二氧化碳和水。没有这个乙醛脱氢酶-2,乙醛就不容易被代谢掉,它会蓄积在体内。2018 年初,国际顶尖学术杂志 Nature 发表了一篇引人关注的论文。剑桥大学的科学家通过小鼠模型,发现酒精会破坏染色体,造成干细胞突变。缺乏乙醛脱氢酶-2 的小鼠无法及时降解乙醛,乙醇直接破坏细胞 DNA 结构,诱发小鼠基因突变,甚至引起严重的染色体重排。这些小鼠的 DNA 突变数量是普通小鼠的 4 倍,癌症发生的风险相应增加。曾有人统计过,约有 1/3 的汉族人缺乏乙醛脱氢酶-2,也就是我们常说的喝酒容易脸红。喝酒上脸的人应该更要注意避免饮酒。

没有所谓的安全的饮酒量,只要喝了,不管多少,都会对健康产生不良影响。饮酒不仅有害自身健康,其害处还涉及家庭、工作和犯罪等各个方面。综上所述,最安全的饮酒量为零,我们建议滴酒不沾。

(王宏刚　吴庆柏)

第二部分
肠道与疾病

1. 初识伪君子

　　一天的忙碌工作结束后,躺在沙发上心无旁骛地刷剧,实在是人生乐事。好友推荐我看了一部美国医疗剧——*The good doctor*(译为《良医》/《好医生》)。第一季第 14 集中出现这样一个病人肖老师,他正在学校上课时晕倒,救护车送至医院。入院清醒后,他坚持认为自己只是没吃早饭低血糖晕倒,医师简要询问了下病史,这位肖老师 6 个月前因腰背疼痛,服了一些维柯丁(止痛药),之后因为胃肠炎,服用了氧氟沙星,效果欠佳,后因出现腺体肿大,又吃了阿奇霉素和泼尼松。之后的日子出现咽喉痛,服用了阿奇霉素。这位有着双胞胎女儿的单身父亲,每日忙于工作和家庭,要求尽快出院照看闺女们,腹部彩超提示阑尾炎,手术顺利进行。然而剧情总是会反转,术后的肖老师突然高烧 40℃,血压急剧下降,呼吸急促,突发休克,医生们快速进行抢救,并进一步做了检查。粪便及血液化验结果让医生们皱起了眉头——难辨梭状芽孢杆菌感染。粪便培养和血液药敏提示肖医生对所有抗生素都有耐药性,考虑伪膜性肠炎,这可怎么办? ……按下暂停键,我们先来了解下,什么是伪膜性肠炎?所谓的"超级病菌"难辨梭状芽孢杆菌又是什么?

　　和大部分中国人一样,我先问了下"度娘"。原来:伪膜性肠炎是一种主要发生于结肠的急性渗出性炎症,多在抗生素使用后出现肠道菌群失调,难辨梭状芽孢杆菌大量繁殖,产生毒素而致病。因与抗生素的应用关系密切,亦有"抗生素相关性肠炎"之称。本病多发生于老年人、重症病人、免疫功能低下以及创伤应激病人,临床表现轻重不一,可仅为轻度腹泻,也可出现高热、严重腹泻、水电解质紊乱、中毒性巨结肠,甚至危及生命。本病病情重,治疗不及时病死率高。由于广谱抗生素和免疫抑制剂的广泛应用,本病发病率有上升的趋势。看了这解释,正在阅读的你懂了么?显然是——不太明白,那么下面让我给大家一层层"撕开"这个"伪君子"的真面目。

2. "伪君子"的真面目

"伪君子"真名是伪膜性肠炎(pseudomembranous colitis,PMC),别名是抗生素相关性肠炎。它的"亲密爱人"是艰难梭状芽孢杆菌(clostridium dificile,CD),是"伪君子"的主要致病菌,为革兰阳性厌氧芽孢杆菌,经粪口传播,主要有两员"虎将"(产生两种毒素)——肠毒素 A 和细胞毒素 B。"伪君子"多喜欢和 50 岁以上的人交朋友,尤其青睐近期使用过广谱抗生素的人。这类人群的机体内环境紊乱,肠道菌群失调,使得"伪君子"的"亲密爱人"艰难梭状芽孢杆菌乘虚而入,迅速繁殖后代并产生大量毒素而致病。

3. 神通广大的"伪君子"

说起"伪君子",实在是让人捉摸不透,表现各不相同,可以表现为无症状携带也可以是轻至中度腹泻和暴发性或者致死性的结肠炎。腹泻多突然发生,粪便伴有阵阵恶臭。我想,那就是传说中的马粪味吧。"伪君子"导致糊状便、稀水便、黏液便、脓血便及肉眼血尿等。"伪君子"导致排便次数多少不等,部分粪便中可见斑块状或条索状假膜。"伪君子"还可伴有发热、酸中毒、恶心、呕吐、腹部痉挛性疼痛、腹胀、肠麻痹、肠扩张及外周血白细胞升高，也可引起低白蛋白血症、中毒性巨结肠、肠穿孔、低血压、肾衰竭、系统性免疫反应综合征、败血症等。天哪！几乎囊括了我可以想到的所有肠道症状，还会拓展肠外"业务"。

4. 如何确认"伪君子"的身份

诊断伪膜性肠炎需要结合它表现出来的症状和我们相关实验室检查。

（1）除了上述症状，需同时符合以下两点才能确认身份：① 不明原因腹泻（24 小时内 3 次或 3 次以上不成形粪便），或影像学表现为肠梗阻或中毒性巨结肠。② 粪便检测出产毒型难辨梭状芽孢杆菌或其毒素为阳性，或内镜组织病理检查有伪膜性肠炎表现。

（2）辅助检查：① 实验室检查：粪便涂片检查革兰阳性球菌大幅增加，而阴性杆菌大大减少。进阶法可以检查细胞毒素，中和法可以测定有难辨梭状芽孢毒素存在。② X 线可见肠管胀气和液平。③ 最最靠谱的检查就是纤维结肠镜检查，可见黏膜发红、水肿，表面有斑块或已经融合成的伪膜。

那么，现在你了解了伪君子的真面目了么？面对这样的一个它，我们如何才能打败它呢？不急，还记得我们看的那个美剧《良医》么？下面我们把它看完再做战略分析。那位可怜的肖老师，所有抗生素都不敏感，这只可能发生在他使用过很多抗生素的情况下。肖老师说自己曾经也这么干过，并没有出现问题。然而我们的美女住院医师解释了，肖老师从未正规看过医生，可能因为自己无法认清的症状服用错误的药物，现在需要做的是结肠造口术，简言之就是在腹部开个洞洞，排便便。肖老师很忧伤，因为自己的胡乱服药，可能终身要从肚子上排便便。这样一个单身爸爸将来如何照顾两个女儿如何继续教书？当然,现代医学的进步是人类的福音。另一位住院医师提出了粪菌移植术。简言之,就是把健康人粪便里的肠道菌群提取出来,移植给肖老师,重建他紊乱的肠道菌群,清除难辨梭状芽孢杆菌感染,这样他就不用手术了,真是个令人开心的结局。好吧,现在我们可以说说如何打败这位"伪君子"了。

5. 众志成城打败"伪君子"

伪膜性肠炎的发生与抗生素使用密切相关,其致病菌绝大多数为难辨梭状芽孢杆菌。所谓知己知彼,百战百胜。

（1）立即停止使用抗菌药物,避免使用解痉药物及止泻药。

（2）支持治疗,纠正水、电解质紊乱。

（3）药物治疗:欧美传染病协会联合制定的指南均将甲硝唑和万古霉素作为一线用药。非达霉素是目前新型的抗生素,它针对艰难梭菌起杀菌作用。利福昔明、替加环素也可用于治疗。

（4）微生态疗法:益生菌、粪菌移植。

（5）其他治疗:毒素吸附剂、免疫治疗。

（6）手术治疗:内科治疗无效,出现肠梗阻、中毒性巨结肠、肠穿孔时,需手术治疗。

6. 最后的告诫

通过以上层层解剖,步步分析,要想远离"伪君子",以下几点我们要了解。

（1）细菌的芽孢在自然界可生存数月,普通的酒精类消毒剂可能已经对它不构成威胁。

（2）已被"伪君子"盯上的高危人群,要养成饭前便后洗手的良好习惯,不共用卫生间。

（3）早发现，早诊断，早治疗。

（4）正确合理的使用抗生素。

要相信你的医师哟，毕竟，他们才是专业"打假人"。

（李　妍）

　　消化科门诊经常遇到这样一类病人,腹泻、腹痛、腹部不适,一到紧张或者关键的时刻就要找厕所,经历过一次甚至多次肠镜检查,结论是所谓的"结肠炎",难道真的是肠道"发炎"了吗?其实通过仔细的病史询问,这类病人绝大多数都患有肠易激综合征。我们的肠道有点调皮,爱发脾气。

　　肠易激综合征,英文缩写 IBS,是一种常见的功能性肠病,主要表现为腹痛、腹胀、腹泻等症状,排便后多有所改善,常伴有排便习惯的改变,常规的临床检查无法发现器质性病变。排便习惯改变大部分表现为腹泻,大便呈糊状或水样,腹泻前常有腹痛或腹部不适,排便后缓解是 IBS 的特征性表现,腹泻发生不规律,可以发生在餐后 15 分钟左右,也可以发生在工作、上课时,给病人生活、工作带来不便。我国普通人群 IBS 患病率为 6.5%,女性发病率高于男性,中青年发病率高于老年病人。

　　IBS 病人常常得不到周围人的理解,被认为是"小题大做"或者"无病呻吟",甚至很多消化科医师接待病人时也会对病人的症状无动于衷,认为无须太过关注。网络上有篇文章是一个患有 IBS 的医生的自述,记录了自己治疗 IBS 的心路历程,引起了无数 IBS 病人的跟帖和共鸣。有句话让我印象深刻,"没有得过 IBS 的人永远不会了解 IBS 的痛苦"。3 年前,在扬州的一次胃肠动力疾病会议上,我国著名胃肠动力疾病专家、北京协和医院的方秀才教授举了一个例子,她的一个病人以前是一家企业的高管,经验丰富,收入不菲,但后来却不得不放弃了这份工作,原因就是自己"爱发脾气"的肠道。这位高管只要在吹冷空调的房间里就会产生便意,从而不停地跑厕所,他私人的办公室不管天气多热都不开空调,但是公司会议室必然离不开空调,每次的公司例会对他都是煎熬,最后他不得不放弃了这份工作。

IBS 的病因和发病机制尚未完全阐明,目前认为是多种因素共同作用的结果。

1. 生活习惯

胃肠道存在正常的工作节奏,需要"劳逸结合",进食时工作,不进食时休息,不规则用餐如过饱、跳餐、两餐间隔过久、晚餐过迟、夜宵均可使肠道失去正常的工作规律。同时缺乏体育锻炼、睡眠欠佳者在 IBS 病人中较为普遍。

2. 饮食因素

饮食是诱发或加重 IBS 症状的主要因素,包括食物过敏和食物不耐受,后者更为普遍。20%～67%的 IBS 病人诉有食物不耐受,其发生率明显高于健康人群。国外对于饮食因素的研究集中于 FODMAP 饮食。FODMAP 饮食指发酵性寡糖、双糖、单糖及多元醇,例如洋葱、牛奶、酸奶、豆类、小麦谷物、大蒜等。但是,由于中西方饮食差异较大,FODMAP 饮食在我国 IBS 发病中的作用并不清楚。研究显示,辛辣食物、酒精、咖啡因、乳制品都可能诱发或加重 IBS。病人可通过排除法或试验法尝试找到自己不耐受的食物从而避免摄入。

3. 既往肠道感染

大约 25% 的 IBS 病人既往有过胃肠炎、痢疾等肠道感染病史,称为感染后 IBS,可能与感染后病人持续存在肠道低度炎症反应有关。

4. 肠道微生态失衡

人类的肠道中生存着非常多的微生物,在正常情况下,双歧杆菌、乳酸杆菌为优势菌群,但容易受到饮食、生活习惯、抗生素用药等影响。IBS 病人粪便乳酸菌和双歧杆菌的水平降低,由链球菌和大肠埃希菌为主的兼性厌氧菌水平升高,同时 IBS 病人存在明显的小肠细菌过度增长。

5. 精神心理因素

IBS 属于典型的身心疾病,相当部分的 IBS 病人存在焦虑、抑郁、神经官能症等精神心理疾病,与心理压力大、社会支持度低、生活应激事件等密切相关。

如何安抚"爱发脾气"的肠道?

1. 认知疗法

"知己知彼,百战百胜"。对于疾病的认知是治疗的第一步。IBS 病人往往存在两个极端:第一个是对疾病存在疑虑,怀疑自己得了恶性肿瘤或其他器质性疾病,反复行内镜检查;第二个是对疾病及病因不重视,没有及时治疗疾病。

2. 规律的有氧运动

焦虑抑郁情绪及由此产生的肠道症状往往是身体给我们的一个信号，提醒我们身体处于亚健康，需要调节生活方式，增加有氧运动往往是调节生活方式的第一步。

3. 调整饮食

避免高脂肪、辛辣、麻辣和重香料的食物，避免过敏食物。膳食纤维对于便秘有效，但对 IBD 的腹部症状可能无效，甚至可能加重腹痛、腹泻。

4. 调节肠道菌群

双歧杆菌和乳酸杆菌是公认的肠道益生菌，可以调节肠道菌群紊乱，改善 IBS 病人的腹胀、腹痛、腹泻、便秘以及全身症状。

5. 药物治疗

根据不同的 IBS 亚型，使用止泻药或泻药。选择性肠道平滑肌钙离子拮抗剂（匹维溴铵、奥替溴铵、西托溴铵、美贝维林、阿尔维林）或离子通道调节剂（曲美布汀）可以改善腹痛症状，为一线治疗药物。合并明显精神心理障碍、常规药物治疗无效的病人需应用抗焦虑抑郁药。

IBS 和炎症性肠病（IBD）不一样。处于前驱期的 IBD 可表现出类似 IBS 的症状。病人如果出现黏液脓血便或者腹部症状加重，需及时行肠镜检查排除 IBD。有研究认为 IBS 有转化为 IBD 的可能性，所以我们建议腹部不适病人需及时诊断和治疗。

（李苗苗）

　　便秘临床表现为排便次数减少、粪便干硬和(或)排便困难。排便次数减少指每周排便＜3次。排便困难包括排便费力、排出困难、排便不尽感、排便费时和需手法辅助排便。慢性便秘是指便秘的病程至少为6个月。

　　需要注意的是,便秘的诊断需要排除一些器质性疾病。有以下情况者,建议结肠镜检查:年龄＞40岁、便血、粪便隐血试验阳性、贫血、消瘦、腹痛、腹部包块、有结直肠息肉史、有结直肠癌家族史。中国抗癌协会曾对3万多例结直肠癌数据做了临床研究,发现45岁以下者占比高达18.4%。这说明我国结直肠癌的发病年龄有下降趋势。45岁以下的青中年人患癌风险不可忽视。如有肠道症状,应早做结肠镜筛查。如果结肠镜检查没有发现器质性病变(即器官本身的病变),那么我们考虑功能性便秘(即肠道的排便功能)可能性较大,但还需要仔细询问病史,排除诸如糖尿病、神经系统疾病、服用的药物、生活习惯等原因引起的便秘。

　　便秘按严重程度分为轻度、中度、重度。轻度便秘的症状较轻,不影响日常生活,通过调整饮食、运动、短时间用药即可恢复正常排便。重度便秘的症状重且持续,严重影响生活、工作,需药物治疗,甚至有的病人对药物治疗无效。中度便秘则介于两者之间。

目前普遍存在便秘治疗不规范的现象,特别是很多电视台播出的保健品治便秘的商业广告,这是对普及便秘的合理治疗存在错误的引导。慢性便秘的治疗是一个长期的过程,我们需要听取专业医生的建议。在排除了器质性疾病后,医生会给你制定规范的便秘治疗方案。病人需按计划复诊,根据情况调整治疗方案。这种医患双方共同参与的个体综合化治疗模式是必要的。"看病难"的问题可能近阶段会持续存在,但便捷的网络就诊很大程度上方便了医生和病人。找到你信任的专业医生,按医生建议规范化治疗,而不是听信某些广告的不恰当宣传。

便秘的治疗首先是一般治疗,包括建立合理的膳食结构、养成良好的排便习惯、维持适当的运动、保持良好的心态。便秘病人的合理膳食应该是增加膳食纤维和水分的摄入,推荐每日摄入膳食纤维 25~35 克,每日至少饮水 1.5~2.0 升。建议在晨起或餐后 2 小时内尝试排便,排便时要集中注意力,减少外界因素的干扰,逐渐建立良好的排便习惯。建议适当运动,尤其是老年群体,在条件允许的情况下增加翻身、走路、小跑等适合自己的运动方式。建议调整精神心理状态,积极乐观的心态比胡思乱想、情绪低落更有利于肠道蠕动和排便。

其次是药物治疗。注意,这里说的是药物,而不是保健食品。保健食品不是药物,不能替代药物。我国规定保健食品广告不可含有功效的断言、安全的保证、治病的暗示。保健食品广告应当显著标明"本品不能代替药物"。然而不少电视台、广播电台无视广告法的规定,循环播放"神药"广告给我们带来无数误导性的宣传。电视、广播均是老年人获取信息的重要途径。为了经济利益而不恰当地宣传保健食品,这应该算是一个社会问题,值得我们反思。我们能做的就是呼吁大家到正规医院接受专业医生的规范化诊治。

我们给病人做结肠镜检查时,不时会发现一些便秘病人的肠道有浅棕色、棕褐色或黑色的色素沉着,简单说就是肠子发黑了,这其实是结肠黑变病的表现。结肠黑变病是以结肠黏膜黑色素沉着为特征的一种肠道疾病,多见于长期服用含蒽醌类化合物"泻药"的便秘病人。治疗便秘的保健食品大多含有芦荟、番泻叶、大黄这几种原料,它们有一个共同特点——含有蒽醌类化合物。长期服用含蒽醌类化合物的保健食品是导致结肠黑变病的重要因素,会造成肠道耐药性,有可能导致便秘越治越重。

市面上的一些减肥产品也含有蒽醌类化合物。近些年结肠黑变病的年轻女性越来越多。有个病人小王(化名),她是个爱美的女生,总感觉肚子不舒服,便来医院做了结肠镜检查,内镜进去一看:哇!肠黏膜内大片大片的黑色素沉着。"肠子黑了?"看到肠镜报告上的图片,小王很惊讶。原来,她为了减肥,一直在吃某个品牌的减肥药。像小王这样长期吃减肥胶囊、喝减肥茶的女生不在少数。误导性的广告真是害人不浅。在这里我特别要提醒大家,不是电视、广播里的就是真的,也不是越贵的就是好的,要客观理性地看待这些广告,更要相信科学,不可人云亦云。平日里我们时常会羡慕地认为"别人家的××就是好"。别人家的孩子真优秀,别人家的老公真体贴,别人家的房子真大气,认为别人家的都是好的,而自己家总是难以启齿。殊不知,别人的世界或许并不如你所看到的美好,自己所拥有的才是真。正如这位小王,她吃了××减肥茶体重下降了,或许还有其他人吃了××胶囊便秘好了,可是你不了解,他(她)的肠道也许正在慢慢变成"黑"了。

聚乙二醇和乳果糖属于渗透性泻药,是目前临床常用的安全性较高的通便药。这两个渗透性泻药副作用较小,《2013 年中国慢性便秘诊治指南》指出聚乙二醇和乳果糖可用于老年人、儿童、孕妇人群(具体请遵医嘱)。俗语说,"是药三分毒",没有绝对安全的药,更没有绝对安全的保健食品。现在有些保健食品会"打擦边球",在食品中不仅添加了聚乙二醇或乳果糖,还加入了含蒽醌成分的原料,制成复方产品,宣称安全无毒。大家要学会鉴别,在服用前需知晓该商品含有哪些成分,为自己及家人趋利避害。

聚乙二醇和乳果糖虽然是临床指南推荐治疗便秘的药物,但用法、用量等具体事宜需听医生意见,毕竟每个人的病情不一样。讲述了这么多,再次强调一下,请大家不要偏信广告,请到正规医院接受专业医生的规范化诊治吧。

（王宏刚　严　伟）

"体内毒素不排，健康从何而来？""排出毒素，一身轻松""给你的肠道洗洗澡吧！"这样的广告语从电视机里一遍遍传来，商家想方设法将广告植入人心的时候，有一个问题也引起我们的关注——便秘。提起便秘，想必很多人都不陌生。它带来的不仅仅是痛苦和纠结的体验，还有人因为它出现面色发黄、口臭、痤疮、食欲减退、易怒、强迫观念及行为等，甚至成为心脑血管病的诱因。研究表明，粪便在体内停留超过 12 小时产生的毒素相当于吸三包香烟。既然便秘存在诸多危害，那么对于便秘你又了解多少？我们又该如何远离便秘、守护健康呢？

功能性便秘是指没有器质性病变的便秘，可分为以下三类：出口梗阻型便秘、慢传输型便秘和混合型便秘。出口梗阻型便秘的病因为排便肌群活动障碍或功能不协调，临床症状主要有排便困难、排便不尽感、排便时间延长、肛门直肠下坠，粪便质地可硬可软，主要发生在儿童、妇女和老年人身上。慢性传输型便秘的病因则为水分和纤维素摄入不足、肠道平滑肌张力减低，以上这些因素均可引起肠蠕动减慢。此时，肠内容物长时间滞留于结肠腔，粪便中水分被充分重吸收，导致排出的粪便质地坚硬，病人排便次数明显减少，缺乏便意。混合型具备上述两者的特点，一种猜测是随着慢性传输型便秘病人的病情进展，可引起直肠感觉阈值逐步升高，或者长期出口梗阻影响结肠排空，在此基础上继发结肠动力障碍。

随着研究手段和技术的不断提高，微观世界受到越来越多的关注。肠道菌群处于平衡状态对于维护我们的健康有着举足轻重的作用。肠道菌群失调也成为便秘的一个原因。与健康人群相比，便秘病人的肠道菌群在种类和数量上存在明显差异。肠道菌群失调时，双歧杆菌等益生菌数量下降。因缺少双歧杆菌酵解，难消化的寡糖在大肠中堆积，进而引起腹痛、腹胀、便秘，并且引起"肠—脑轴"失调，导致病人焦虑、抑郁。故肠道菌群失调是便秘发病机制中的重要环节，而在治疗方面也给研究者带来新的突破点：纠正菌群紊乱、恢复菌群平衡。

对于便秘的病人，网络热搜前三名食物：蜂蜜水、香蕉和酸奶。那么肯定有人会问，为什么我吃了这些东西却没有效果呢？首先，蜂蜜水并不是因为它能润肠而通便，而是因为蜂蜜中含有大量果糖，每个机体对于果糖的吸收能力是不同的。对果糖不耐受的人，果糖在肠道吸收很慢，来不及吸收的果糖起到渗透性腹泻的作用，水分进入肠腔扩张了大便体积，达到通便效果。而香蕉通过补充膳食纤维改善便秘的效果甚至还比不上梨和苹果。酸奶中虽然富含益生菌，但是我们要知道能通过胃酸的过滤，披荆斩棘到达肠腔的细菌数量不多。通过食物解决便秘还算是健康的选择，而对于有些滥用通便药物，治标不治本，最后造成结肠黑变病的人来说，这才是饮鸩止渴。我们该如何科学远离便秘呢？

目前，对于便秘的治疗，我们强调在诊断明确后，针对病因进行治疗。如果患者在未明确诊断之前一味地对症治疗，有可能会遗漏肠道病变，把器质性便秘当作功能性便秘来看，容易延误病情。便秘的治疗首先是保持良好的生活习惯，平时多吃富含膳食纤维的食物，养成科学喝水的习惯，少饮浓茶、咖啡，放松身心，设法让自己处于一个舒适的工作生活环境。其次是养成规律的排便习惯。这里强调一下,坐在便器上看书、玩手机是一种不健康的排便习惯,不利于排便反射的连续进行。如果上厕所持续5分钟没有便意,亲,请收拾好屁股,该干吗干吗去。长时间蹲厕所有可能会导致排便反射迟钝。排便困难者可使用蹲位排便方式,采用蹲位时,可以增大肛管直肠角度,更便于粪便通过。不随便使用泻剂助排便,特别是大黄、番泻叶等含蒽醌类药物,可引起"结肠黑变病"。另外,使用益生元、益生菌等制剂可以增加排便次数,改善粪便性状,疗效虽不及泻药那样立竿见影,但副作用相对较小。对于少部分症状严重,已影响工作和生活的病人,可以到医院尝试生物反馈治疗,更严重者可以考虑手术治疗。

便秘不容忽视,希望每个人能从"肠"计议,从容以对,保持良好的生活习惯,接受专业医生的建议,拥有一个动力十足的肠道。

（葛倩文）

第五节
放射性肠炎

　　研究数据显示,超过一半的癌症病人接受过放疗,其中不少病人会出现副作用。据估计,全世界范围内每年约有 30 万腹盆腔恶性肿瘤病人接受放疗。放射性肠炎是腹盆腔放射治疗(放疗)引起的常见并发症之一,发生率为 5%～17%。

　　根据发病时间的缓急,放射性肠炎一般分为急性期和慢性期两种,通常以 3 个月作为急、慢性的分界。急性期主要表现为便中带血、排便次数增多、反复腹泻,大便带有黏液、里急后重和肛门疼痛等,部分症状在 3 个月内可恢复。如果症状反反复复,迁延不愈,超过 3 个月以上,或在放疗结束 3 个月后出现上述症状,即为慢性放射性肠炎。慢性放射性肠炎,常见于放疗结束后 6～18 个月,亦可在放疗结束后的数年至数十年出现。

　　慢性放射性肠炎最常见的表现是便血,有时也会合并便急、便频、便秘、里急后重等急性期症状。晚期并发症包括直肠狭窄、慢性穿孔、瘘管形成和肛门失禁等,多见于放疗结束后 2～5 年。放射性肠炎的诊断和严重程度判断需要做结肠镜和影像学检查。结肠镜是诊断放射性肠炎的首要辅助检查,内镜下表现包括毛细血管扩张、黏膜充血、溃疡、狭窄和坏死等,其中以毛细血管扩张最为常见。在肠镜检查过程中,尽量不做活检。因为经过放疗的肠壁组织很脆弱,愈合能力差,活检有造成医源性溃疡,甚至穿孔的风险。钡剂或泛影葡胺灌肠造影有助于了解肠管狭窄部位及严重程度,以及是否合并瘘管形成(如直肠—膀胱瘘、直肠—阴道瘘)。盆底或直肠腔内超声有助于排除肛瘘或肛周脓肿等原因引起的肛门疼痛、失禁等症状。

那么,出现上述症状就一定是放射性肠炎吗? 当然不是。放射性肠炎的临床表现并不具有特异性,它和一些其他肠道疾病的症状类似,常需与以下两种疾病鉴别。

1. 急性感染性肠炎

急性感染性肠炎是最常见的肠道疾病,多因进食不洁食物引起,常伴发热和腹痛,粪便化验出病菌可确诊,用抗菌药物治疗有效。

2. 溃疡性结肠炎

溃疡性结肠炎表现为腹泻、便血、便急、里急后重等症状,病变可以局限在直肠,也可以累及乙状结肠乃至全结肠,可伴有皮肤、黏膜、关节、眼、肝胆等肠外表现。而放射性肠炎的病变范围仅局限在放射区域内。未接受放射治疗的区域不会出现病变。

放射性肠炎该如何治疗呢? 首先是及时就医,请医生判断是否是放射性肠炎,严重程度怎样,才可以制定合适的治疗方案。对于程度较轻者,一般通过饮食调整、心理疏导及配合一些辅助性肠道调节剂进行治疗即可明显改善症状,甚至可以继续放疗。

(1) 建议多进食一些低纤维素、低脂、高植物蛋白饮食,可限制乳糖摄入。因为低纤维素饮食可以改善放疗引起的腹泻症状,也可避免坚硬粪便反复摩擦损伤直肠黏膜,造成疼痛和出血。低脂饮食可以减轻肠道不适症状。高植物蛋白饮食可以改善营养不良状态,为机体提供所需能量。限制乳糖摄入,对于放射性肠炎病人,尤其是合并乳糖不耐受(如喝纯牛奶或奶粉会腹泻)病人来说,可以减轻症状。

(2)增加谷氨酰胺的摄入。谷氨酰胺是一种非必需氨基酸,对肠黏膜的再生及维护肠屏障功能均具有重要作用。

(3)适当补充益生菌。放疗破坏肠道的微生态结构,导致肠道菌群失调。益生菌可帮助恢复肠道菌群平衡,缓解症状。临床上常用的益生菌包括布拉氏酵母菌、双歧杆菌、酪酸梭菌、凝结芽孢杆菌等。

(4)心理治疗。放射性肠炎的心理治疗尤其重要,因为焦虑、过度紧张会加重和放大腹痛、腹泻等症状。有的病人一看到大便带血就很紧张,整夜睡不着觉,胡思乱想。与病人做好交流,耐心讲解放射性肠炎的医学知识,"病友会""患教会"等形式可以让病人更加认识自己的病情,有助于解决紧张、恐惧、信心不足等心理问题。

如果是较为严重的放射性肠炎,病人在调整饮食、心理的同时,还需要配合一些针对性的药物治疗。目前较为常用的药物种类包括:

(1)非甾体抗炎药,如柳氮磺胺砒啶、美沙拉嗪等。

(2)激素类药物,如泼尼松龙、氢化可的松等。非甾体消炎药既可单独使用,也可搭配激素类药物一起使用。给药途径包括口服和保留灌肠。

(3)有继发感染时,需用抗生素。放疗损伤肠道黏膜屏障可能导致肠道菌群易位、菌群种类比例失调。菌群的改变可能与病人的便血、腹胀、腹泻等症状有关。如果考虑细菌感染,可予抗生素治疗。

(4)抗氧化剂。一些放射性损伤是由于放疗产生的氧自由基引起的细胞损伤导致的。因此,能够清除氧自由基的抗氧化剂如维生素 C、维生素 E 等也被用于放射性肠炎的治疗。

(5)止泻药。止泻药可缓解放疗引起的腹泻症状。蒙脱石散可以改善肠黏膜对刺激因子的防御功能。洛哌丁胺可以降低肠道蠕动的频率,减缓肠道运输速度。但止泻类药物会有便秘的副作用。因此,对合并肠狭窄和肠梗阻的病人应当避免使用止泻药。

(6)生长抑素。对咯哌丁胺治疗无效的难治性放疗相关腹泻,皮下注射生长抑素类药物可能会起到较好的疗效。此外,生长抑素对 RE 引起的出血、腹泻、肠梗阻亦有较好的效果。

以上这些传统治疗方式可能不一定有好的疗效。因此,需要探索新的治疗方案。有研究认为,肠道菌群可能参与了放射性肠炎的发生发展。科学家利用直肠放疗小鼠模型,分析放疗对菌群的影响。放疗后小鼠的肠道菌群发生显著改变,肠道中的炎症因子也明显增加。将小鼠放疗后的菌群移植给无菌小鼠,这些小鼠更易出现辐射损伤和结肠炎。除了动物实验,临床研究也在不断探索。南京医科大学第二附属医院张发明教授首先开创性地尝试选择性菌群移植(mini-FMT)治疗放射性肠炎。选择性菌群移植指的是将健康人粪便中的菌群分离出来,进行选择性培养,再通过消化内镜途径移植入病人的肠道里去,重新构建病人的肠道菌群,达到治疗疾病的目的。根据目前小样本数据的研究结果,mini-FMT 治疗放射性肠炎的疗效相当喜人。该临床研究目前正在扩大招募受试者,进行大样本数据研究。2018 年,国内学者报道了一例粪菌移植治疗放射性肠炎的临床案例。该病人之前主要是营养对症治疗半年,效果差,症状反复发作并加重,腹泻明显,伴有血便。在医生的建议下,病人的18 岁儿子提供一次粪便。医生通过一系列方法把粪便中的菌群提取出来,经鼻肠管移植入病人的肠道,她的腹痛、腹胀症状很快得到缓解。

由于放疗技术的发展,放射性肠炎的发生率已经大为降低,但预防其发生比出现后再治疗更重要。虽然轻症放射性肠炎在绝大多数情况下可自我缓解，但给病人带来极大的不适，部分病人甚至不得不中止放疗。慢性放射性肠炎病人则往往病情迁延反复，相当一部分病人的疾病呈持续进展状态。因此，腹盆腔恶性肿瘤病人在接受放疗前需明确是否存在高危因素。对于高危病人应通过放疗技术的改进、物理防护及药物预防等方法进行综合防治。新的治疗方案正处于临床研究阶段，不久的将来，肠道微生态治疗有望成为放射性肠炎的新方法。

（熊耀祖　王宏刚）

肠与肝都属于消化系统,但不是同一个器官。医学上认为,肠与肝之间存在密切关联。"肠肝循环"是西方医学近代以来才发现的一种生理及病理现象,是指经胆汁排入肠道的物质,在肠道中又重新被吸收,经门静脉又返回肝脏的现象。祖国医学没有这方面的文献记载,但是我国中医学家很早就提出了肝脾相关理论的观点。中医所说的"脾"被认为是现代医学的"肠"。中医肝脾相关理论最早源自《黄帝内经》。

1998 年,Marshall 正式提出"肠肝轴"的概念。他认为机体在受到严重打击后,正常肠道屏障功能受损并伴随肠道免疫系统的抗炎作用缺失,导致肠道菌群移位和大量内毒素进入门静脉血流和体循环,从来促进炎症因子的释放,从而引发不可控的系统性炎症,从而加重肠黏膜损伤。肝脏产物主要影响肠道微生物群组成和肠道屏障完整性,而肠道调节肝脏的胆汁酸合成、葡萄糖和脂质代谢。肠道与肝脏之间的胆汁酸循环,是肠与肝重要的交互物质。胆汁酸对肠道微生物直接调控,可诱导抗生素肽的产生,并直接参与抑制肠道微生物过度生长和肠屏障功能。肠道生态失调改变了胆汁酸和肠肝循环之间的平衡。胆汁酸和肠道细菌的失衡引发与肝病进展相关的一系列宿主免疫应答。

胆汁酸可以影响肠道微生物群的组成,反过来,肠道微生物群也会影响胆汁酸的合成与代谢。肠道通透性破坏的特征是肠道细胞之间的紧密连接受损,而肝脏损害与肠道菌群失调有关,这个过程可能是由肠道微生物异位到血液循环导致的。正常情况下,肝细胞和 Kupffer 细胞负责清除通过门静脉进入肝内的肠源性内毒素。一旦毒素超过免疫耐受阈值,肝内的多种细胞内信号通路被激活,释放一系列促炎细胞因子,引发炎症反应。有实验表明,由内毒素诱导产生的肝源性炎性细胞因子,使肠道上皮细胞紧密连接中断,可提高肠道黏膜通透性。IBD 病人的肠道菌群失调引发肠腔内次级胆汁酸减少,增强肠道细胞的炎性反应。异常的肠道菌群不但能引起肝脏损伤,也可以加重肠道病变。

最近,国际顶级期刊 *Science* 上有一篇学术论文,科学家发现一种肠道来源的细菌——鹑鸡肠球菌竟然会迁移到肝脏、肠系膜等组织器官,造成自身免疫性疾病。鹑鸡肠球菌在正常人群中仅存在于肠道之中,而在自身免疫性肝炎病人的肝脏组织中,科学家发现了这种细菌,而正常人肝脏组织以及非自身免疫性肝炎则不存在这种细菌。科学家还将继续研究鹑鸡肠球菌与系统性红斑狼疮(SLE)等自身免疫疾病的关系。

IBD 是一种由多种机制引起的异常免疫介导性疾病,它常常伴发肝胆系统病变的发生。大约 5% 的 IBD 病人可能并发肝脏疾病。IBD 并发肝脏疾病的机制不明,可能与免疫、炎症反应和营养状态等有关。原发性硬化性胆管炎(PSC)和脂肪肝是 IBD 最常见的肝脏并发症,其他相对少见的并发症包括自身免疫性肝炎、免疫球蛋白-4 相关硬化性胆管炎、原发性胆汁性肝硬化胆管炎(PBC)、肝脏淀粉样变、胆石症等。PSC 常并发于 UC 病人。PSC 以慢性炎症引起的肝内外胆管弥漫性纤维化和局灶节段性狭窄为特征。研究发现,当 UC 并发 PSC 时,结肠炎症常累及全结肠。IBD 并发非酒精性脂肪肝的可能性占 6.2%～

40%。具体发生机制不明，目前推测可能与肠道菌群有关。CD病人易并发胆石症，可能是因为CD好发于末端回肠和回盲部，影响了胆汁的肠肝循环，增加胆结石形成风险。

很多IBD的治疗药物具有潜在的肝毒性。柳氮磺砒啶可引起10%的病人出现胆汁淤积性肝病。美沙拉嗪相对副作用较小，但要定期复查血常规和肝肾功能。糖皮质激素的长期服用易引起肝脏脂肪变性。免疫抑制剂硫唑嘌呤可引起转氨酶升高、肝细胞坏死和胆汁淤积。免疫抑制治疗还有可能引发乙肝病毒的激活。常用的生物制剂，如 TNF-α 抑制剂（英夫利西），也有可能导致肝功能异常。因此，IBD治疗期间定期复查肝功能是非常重要的。

研究表明，肠道细菌失调和胆汁酸的代谢异常，通过肠-肝轴影响人体免疫，破坏了其正常的免疫防御功能，进而介导和加重炎症反应。研究这些信号通路有助于为临床诊断和治疗IBD提供新方向。比如，胆汁酸的代谢异常是否可以预测IBD的发生和加重？胆汁酸稳态改变是IBD的直接病因还是继发于肠道菌群失调之后？肝源性致炎因子如何加重肠黏膜屏障损伤？改善肝功能是否也可以对IBD起到治疗效果？改善肠道菌群是否对严重的肝病起到一定的改善作用？这一系列问题尚需进一步深入研究。

（曹婷婷　王　琼）

07 第七节
营养过剩的时代，如何为肝脏"减脂"

我是一名消化科医生，也是一位美食爱好者。无论是街边小吃还是异国大餐，我基本上来者不拒，因此体重指数（BMI）一直处于超重状态。女生都爱美，可是一到夏天我就忧伤，体态丰腴难免会暴露。所幸虽然一直超重，每年体检血脂却没有超标，腹部超声也没有检出脂肪肝。这里我所说的脂肪肝，指的是非酒精性脂肪肝病（NAFLD），是一种非过量饮酒和其他明确肝损害因素所致，以肝实质细胞脂肪变性为特征的临床综合征，分为非酒精性脂肪肝（NAFL）和非酒精性脂肪性肝炎（NASH，即破坏更进一步，已发生了肝炎）。NAFLD 在欧美国家十分常见，普通成人中的患病率高达 20%～40%，而亚洲国家为 12%～30%，这源于国外饮食习惯以高油脂类为主。大部分病人没有任何症状，少数可有乏力，肝区隐痛不适，只有到非常严重的肝炎、肝硬化阶段，才出现黄疸、恶心、呕吐、食欲减退、腹水，甚至消化道出血等情况。如果在疾病早期加以控制、逆转，那对身体的危害并不大。若继续胡吃海喝，懒散不动，也不定期医院复诊，任由病情恶化，将可能导致脂肪性肝炎、肝纤维化、肝硬化甚至肝癌的发生。

目前的临床研究认为，脂肪肝的发生、发展与肠道菌群关系密切。那么，肠道菌群是如何作用于肝脏，并影响脂肪肝病情进展的呢？这就不得不提"肠-肝轴"这一重要的代谢轴。肝脏和肠道经胆管、门静脉和体循环途径，每时每刻都在进行"双向交流"。肝脏产物影响肠道菌群组成和肠黏膜屏障完整性，与此同时，肠道因子也可反过来调控肝脏的胆汁酸代谢和糖脂代谢。现有研究发现，脂肪肝病人存在肠道菌群失调，如某些细菌（多种拟杆菌、脱硫弧菌）过度生长，特别是产大量次级胆汁酸的细菌丰度显著升高，可推动脂肪肝进展恶化。同时，次级胆汁酸可非常高效的上调肝脏星状细胞活性，导致肝纤维化、肝硬化发生。科学家由此开发出一套非酒精性脂肪肝、脂肪性肝炎到肝硬化、肝癌的分期诊断系统，根据粪便中细菌代谢物的浓度、波动水平来判断疾病分期、严重程度，从而达到早诊早治目的。如果发现脂肪肝正向肝纤维化、肝硬化甚至肝癌的方向恶化，那么应用抗生素抑制这些"坏细菌"，或者离子交换树脂吸附肠腔内的大量次级胆汁酸，有望阻断肝硬化、肝癌发生。通过干预肠道菌群来防治脂肪肝、肝硬化和肝癌，已成为目前医学领域的研究热点。

饮食是调整肠道菌群的一个重要因素。作为超重人群的一员，我首先通过调整饮食来为肝脏减脂。医院营养科有一台体脂仪，可用来测量人体内脏脂肪含量、体水率、四肢及躯干肌肉量、基础代谢率以及 BMI 数值等，全方位分析身体各部位脂肪含量、肌肉量、代谢数值等隐性指标，为我们科学减脂提供了评估工具。我们每日主要的食物品种为蔬菜、肉蛋类、谷薯类，当然还会添加豆奶类、水果或坚果类。医院营养科将每个种类的食物经科学估算，设定成"一单位食物的量"（每份能量 90 千卡），如一颗卷心菜（500 克），三颗娃娃菜（500 克），一颗西兰花（350 克）热量均为 90 千卡，又比如手掌大小的一块鲫鱼肉（约80 克）、四只对虾（80 克）、一个鸡蛋（50 克）、一小碗米饭（25克）、一个小馒头（25 克）、两片面包（25 克）等等，制作成一张简洁明了的彩图,便于我们日常估计每餐摄入的热量。体脂仪可检测出个体的基础代谢率,比如我的基础代谢率是每日 600 千卡,如果需要达到减脂、减肥效果,则每日总摄入量尽可能控制在 600 千卡左右。那么通过营养科制作的膳食图谱,我可简单估计每餐摄入的饮食热量。俗话说得好,"早吃好,午吃饱,晚吃少",我给自己制定的减脂饮食方案为:早餐:一个鸡蛋(50 克),1/2 个包子(40 克);午餐:一颗卷心菜(500 克)或三根茄子(500 克),一小块猪肉(14 克),再加一小碗米饭(25 克);晚餐:四个西红柿(500 克),一小块鲫鱼或草鱼肉(80 克)。那么,这一天我的饮食总摄入量即可控制在 600 千卡左右。记住,新鲜蔬菜、水果可以多食用哦!热量低、富含膳食纤维还有助于排便呢!另外,因为碳水化合物的摄入减少,每日可适当增加高蛋白饮食。当然要维持这样严格的饮食摄入很困难。我们可以每周设定一个小目标,在达到这一小目标后可略微放肆一下,犒劳自己(比如吃个小零食)。减脂中注意监测体重变化,若 1～2 周体重无明显降低,说明摄入的热量仍大于消耗,需要进一步调整膳食计划或增加运动量。当然,不可能每天都吃一样的食物,我会自己搭配食材,限制热量,平衡营养。这只是我的个人经验,仅供参考。

光靠"管住嘴"还不够,还需要适量运动才能达到减脂效果。有研究显示,运动也能调整我们的肠道菌群。爱健身人群的肠道菌群多样性显著高于少运动人群。我们提倡有氧运动为主,无氧运动为辅。有氧运动的特点是强度低、有节奏、持续时间较长,可以包括快走、慢跑、骑自行车、跳健美操、跳绳、游泳以及各种球类运动。一般建议每天坚持 30 分钟,每周 150 分钟以上。无氧运动是指肌肉在"缺氧"状态下高速剧烈的运动,大部分是负荷强度高,瞬间性强的运动,所以很难持续长时间,而且疲劳消除的时间也慢,包括靠墙站立、深蹲、原地高抬腿、哑铃操、平板支撑等,根据个人情况,可以每日持续 20 分钟左右,达到强健肌肉的目的。需要提醒大家的是,在科学减脂的过程中需要遵照营养科医生的要求,定期复诊并行体脂检测,以免出现机体需求不足,肌肉蛋白大量分解供能的情况。在达到目标体重、体脂水平或脂肪肝显著改善后,可适当放宽自己的饮食摄入,同时保持每日的运动习惯,持之以恒。以上就是我践行科学减脂的方式,希望对脂肪肝和超重肥胖病人有所帮助。

　　在西方饮食文化不断渗透的当代,我们应该重视脂肪肝所带来的潜在危害,在早期阶段逆转脂肪肝。以饮食和运动为基础的防治方法,极可能通过改变肠道菌群的种类和结构来改善病情。通过干预肠道菌群来防治非酒精性脂肪肝、肝硬化和肝癌,已逐渐成为临床研究热点,展望未来将有更多的临床转化成果。愿我们每个人都能够拥有健康的肠道,远离脂肪肝。

（施　　言）

人的肠道中存在着丰富的菌群,肠道微生物大大影响了人体生理功能,如调节人体的新陈代谢,调节黏膜免疫系统,影响维生素生成,帮助消化吸收等。随着人类生物技术的发展,各类科学研究的进行,我们发现肠道菌群的紊乱不仅仅与肠道本身疾病如炎症性肠病、肠道感染等的发生有关,而且与肝、胆、胰、神经系统、血液系统、内分泌系统等疾病的发生也密切相关。

　　在西方国家,胆结石在成人中发生率较高,约占 $10\%\sim15\%$。近年来,随着我们生活水平的提高,生活方式的改善,中国人群的胆结石发生率也日渐增高。胆结石可造成腹痛、腹胀、黄疸、感染,甚至多器官功能障碍等危及生命的情况。因此,预防胆结石形成是十分重要的。到目前为止,胆结石形成尚未有明确的原因。

　　胆固醇难溶于水,随着肝脏产生的胆汁排入胆囊储存。胆汁可在胆囊中被浓缩,从而使得胆固醇沉淀。在正常情况下,胆汁中含有的胆汁酸可使胆固醇分散,形成可溶性微团而不易沉淀形成结石。因此,胆固醇及胆汁酸的异常代谢被认为是胆结石形成的先决条件。近年来有研究表明,肠道菌群可通过调节肠肝胆汁酸循环而改变胆汁酸代谢,从而影响胆固醇的吸收,促使胆结石形成。此外,肠道菌群还可以改变胆汁酸的物理性质,造成胆固醇的过多析出。

有研究表明,胆道系统中原有的细菌可成为胆结石沉积的核心。它们所产生的多重耐药的蛋白成分可以保护自身不被胆汁所侵蚀,从而长期存在于胆道系统中,造成物质的沉积,形成胆结石。换个通俗的说法,细菌就像是花圃中的种子,有了种子,才拥有了成长为鲜花的第一步,而其产生的蛋白分子就像是各种养料,保护种子继续生长,最终成为鲜花。动物实验研究证明,多种细菌感染的小鼠比单一细菌感染的小鼠胆结石发生率明显增高。这更验证了细菌的存在对于胆结石的形成发挥了比较重要的作用。

也许我们会认为,正常的胰腺组织不应该有细菌,胰腺与肠道菌群并没有直接的关系。但是随着研究的进展,科学家发现肠道菌群可异位至胰腺,从而影响胰腺的菌群环境,造成各类疾病的发生,比如急性胰腺炎、慢性胰腺炎、胰腺癌等。

急性胰腺炎不论在中国还是在西方,都是收住入院的常见疾病。诱因多为暴饮暴食、胆道疾病、高血脂等。这些因素的存在最终引起胰腺内腺泡过早发生胰蛋白酶原和其他蛋白水解酶的活化,从而导致胰腺腺泡损伤,进而上调促炎介质,引起细胞因子释放,诱发全身炎症反应和微循环障碍。微循环损伤和体内低血容量均可导致肠道黏膜缺血和再灌注损伤,影响肠道黏膜屏障的通透性,从而形成肠道菌群的易位,造成局部和全身感染。细菌的存在是胰腺炎合并感染的重要因素。有研究表明,在小鼠坏死性胰腺炎模型中,我们可以发现这些小鼠体内抗菌肽的减少,而这些抗菌肽有助于维持肠道微生物群的稳态和屏障功能。此外,这些抗菌肽也是由胰腺腺泡细胞分泌的。当急性胰腺炎发作时,腺泡细胞数量减少,从而造成了小鼠体内抗菌肽大量减少,增加了肠道细菌定植,造成肠道通透性增加和细菌易位,而使用抗生素可减少小鼠的死亡率。此外,异位的细菌本身可作为一个抗原分子,与体内的病原体识别受体结合,影响体内免疫功能,从而造成机体损害。急性胰腺炎病人相对于健康人来讲,体内的肠道菌群存在着显著差异。胰腺炎病人的肠道中有丰富的肠杆菌及肠球菌,双歧杆菌减少。种种证据都表明菌群失调与急性胰腺炎的发生密切相关。

除了急性胰腺炎,其他胰腺疾病与肠道菌群也有着密切的关系。科学家研究了慢性胰腺炎病人的肠道菌群变化。慢性胰腺炎病人的小肠细菌过度生长造成肠道菌群失调。小肠细菌过度生长可能原因如下:慢性胰腺炎的胰腺腺泡细胞损伤,胰腺抗菌肽的合成减少。慢性胰腺炎的小肠正常蠕动受损。慢性胰腺炎的胰腺分泌能力减退,碳酸氢盐分泌减少,造成食物碱化减少,小肠中异常的食糜形成。两者相互影响,造成了"1加1大于2"的不利后果。胰腺癌发生的已知危险因素包括肥胖、糖尿病、代谢综合征、慢性胰腺炎,而这些疾病本身与肠道菌群的改变息息相关。按照推论,胰腺癌的发生也少不了菌群的参与。肠道菌群失调被认为是促进多种癌症发生的潜在因素,尤其是其对新陈代谢的改变进一步影响了癌前病变和免疫功能。由于肠道菌群的作用,肠道中产生的短链脂肪酸对人体免疫细胞有重要调节作用。另外,在肠道中,脆弱拟杆菌被认为可促进腺瘤及癌症的发生,因为细菌产生的肠毒素可能有致瘤作用。胰腺癌被认为是癌中之王,治疗困难,预后很差。菌群可能会助纣为虐,抑制人体的免疫功能。美国科学家发现,胰腺癌患者肠道中的微生物菌群有促进癌症发生的作用,这是通过对机体免疫系统抑制作用来达成的。他们发现,与小鼠和人类的正常胰腺相比,胰腺癌中有更丰富的微生物菌群。部分细菌在胰腺癌中显著增加。胰腺癌的内源性菌群促进了胰腺癌的免疫抑制特性。这个研究揭示了胰腺癌中的菌群将来有可能成为治疗胰腺癌的新希望。

(顾雪香　谭跃进)

中医说"肺与大肠相表里",这是古人对肺和肠之间关系最朴素的认知。中医认为肺与大肠的生理联系主要体现于,肺气清肃下降,气机调畅,并布散津液,能促进大肠的传导,有利于糟粕的排出。现代医学也认为胃肠道和呼吸道在健康及疾病方面有相互作用,可能与二者具有相同的胚胎起源相关。许多研究均证实肠道菌群对远处器官包括肺的免疫有影响,即所谓的"肠-肺轴"。肺部疾病如哮喘和慢性阻塞性肺病(COPD),常伴发于慢性胃肠道疾病,如炎症性肠病(IBD)和肠易激综合征(IBS)。同样,成年人中有超过50%以上的IBD病人和33%的IBS病人合并有肺部炎症或者肺功能损害。

肠道菌群是目前被研究的较为透彻的宿主相关的微生物生态系统,主要种类为厚壁菌门、拟杆菌门、变形菌门和放线菌门,其受环境影响,如酸碱度、胆汁酸浓度、消化物滞留时间、黏蛋白功能及宿主防御因子。过去曾认为健康的肺是无菌的,但随着医学技术的发展,在健康的肺中检测到微生物的DNA,且与口腔菌群类似。目前认为健康肺的菌群来源于微量误吸以及经呼吸反复入侵的微生物,而非定植菌群。呼吸道和肠道上皮细胞暴露于多种微生物,肠道的定植菌可通过误吸迁移至肺。脓毒血症及急性呼吸窘迫综合征(ARDS)病人,由于屏障的完整性受损,微生物可直接从肠道迁移至肺。肠道的某些共生菌可诱导其产生抗炎因子,调节免疫细胞的功能,从而影响全身免疫系统。肺部的某些致病菌可能协同作用从而放大炎症反应,而非致病菌及其产物则可通过诱导调节 T 细胞来抑制变应性气道疾病。

早期生活中肠道菌群的紊乱如脆弱拟杆菌和所有厌氧菌的数量增加及大肠杆菌数量的减少,可使哮喘的发病率升高。虽然发生哮喘的婴幼儿中肠道菌群总组成无变化,但可检测到一过性的微妙变化。使用益生元治疗来修复肠道菌群可降低对哮喘的易感性。共生菌群发酵膳食纤维的副产品可升高血液及粪便中的短链脂肪酸(SCFAs)水平,从而预防实验鼠发展出哮喘症状。COPD 的主要风险因子为烟草暴露。吸烟可改变肠道菌群的组成导致其生态失衡,使得肠道免疫功能紊乱、病原菌清除受损、胃内容物酸化,并从香烟中摄取细菌。甚至在终止吸烟后,许多改变仍持续较长时间。因此,任何以恢复肠道菌群为目的的治疗均需反复进行以防复发。健康吸烟者和 COPD 病人的肺部菌群之间差别极大。因此,呼吸道菌群检测有作为早期诊断 COPD 指标的可能。特定的益生菌及益生元可用于治疗COPD,尤其是作为早期预防性干预。肠道菌群可显著预防呼吸道感染,其损害或缺失可导致免疫应答的损害,从而导致呼吸道的细菌或病毒感染的转归恶化。但是,肠道菌群也可导致肠道病原菌感染至肺部。

有研究表明,膳食中的纤维素可改变胃肠道和呼吸道微生物的代谢产物,从而改变固有免疫应答。益生元及益生菌可用于治疗肺部急性及慢性疾病,如肠道的双歧杆菌可刺激肺的TH17 应答,保护其免受肺炎链球菌感染并降低其死亡率。而幽门螺杆菌(Hp)在不同的肺病中的病原学作用不同,如肠道Hp 的 cagA 阳性可降低哮喘及过敏的发病率,而感染 Hp 可增加 COPD 及其他气道慢性疾病的发病率。肠道菌群的成分对肺也可产生影响,如位于细胞壁上的脂多糖可诱导病理学应答,多糖 A 通过诱导产生 IL10 使宿主免受化学因素及肝螺杆菌引起的肠道炎症,而拟杆菌属细胞膜的鞘脂类成分通过减少结肠细胞自然杀伤 T 细胞数量而导致发生结肠炎。

微生物及其宿主的相互作用是复杂的,其中任一个都不能对微生物的功能负责,而其中的任何改变都可造成健康及疾病的改变。肺部及肠道的菌群及其代谢产物可调节全身及局部的免疫功能,其中特定的种群可影响呼吸道疾病的发病机制,如哮喘、COPD 及呼吸系统感染。随着菌群与肠道及肺部交互联系的阐明,将产生更多新的及有效的治疗肺部疾病的方法。

(李朋玲)

第十节
肥胖与肠道菌群

　　和闺蜜一起在餐厅用餐,她吃的永远比我多,却永远比我瘦,为什么如此不公平? 我欲哭无泪……相信很多人都有过与我一样的感受,那我们该如何是好? 欲知详情,让我们先来认识一下自己熟悉而又陌生的身体吧。

　　我们的身体不仅仅是由心、肝、脾、肺、肾等这些看得见的器官组成,还有一个庞大的隐形"菌"团——人体的肠道如同"发酵罐"一般,不停地培育着大量细菌。肠道可以说是我们人体的"食品加工厂",肠道内腔的表面积有 200～400 平方米,这厂房的面积还是不小的,细菌"工人"们就待在里面,并且数量惊人,他们在此日夜不息、默默无闻地劳作着。当然,"林子大了什么鸟都有",这其中有"好"菌,但也有"坏"菌,他们按照自己的"潜规则"进行着优胜劣汰、新老传承。

　　说了半天的细菌,难道细菌和我容易长肉肉有关系么? 对,让你说对了! 让我们来看看下面的真凭实据。早在 1840 年,人们就发现使用低剂量抗生素喂养家禽家畜,可以加快生长,增加体重。临床对营养不良、早产、囊性纤维化等患儿应用抗生素,也发现有增加体重的作用。这是因为肠道菌群种类数量减少可能与发生肥胖密切相关。美国华盛顿大学的研究团队于 2006 年在 *Nature* 上发表成果显示,与瘦人的肠道菌群组成相比,胖人的肠道中含量最丰富的两类细菌——厚壁菌与拟杆菌,这两种细菌的丰度比值明显升高。他们还将具有这种特征性丰度比例的胖小鼠的肠道菌以及另一种瘦小鼠的肠道菌移植到无菌鼠的肠道中,两周后他们惊讶地发现,移植了胖小鼠菌群的无菌鼠的体内脂肪重量比移植了瘦鼠肠道菌的增加了 20%,原本"吃得多反而不胖"的无菌小鼠也长胖了。这类细菌又被形象地称为"肥胖型细菌","肥胖型细菌"通过提高食物的利用率来达到增加体内脂肪聚集和体重的作用。另外,肠道细菌中的阴性菌的脂多糖是一类内毒素分子,可以穿过肠道黏膜屏障进入血液,引发内毒素血症和低度炎症反应,进而导致肥胖。同是"吃货",有些人风采依旧,而有些人,比如我变成了"圆圆"。为何同样地吃,肥胖发生情况却不尽相同? 看来一切似乎都是肠道菌群在操控。那我们该如何通过肠道菌群来治疗肥胖呢?

1. 饮食干预

"小胖威利"是一个疾病的名称,医学术语为"普瑞德·威利症候群",是一种染色体缺陷导致的遗传性肥胖症。这类病人通常从幼年时期就开始出现严重的"暴食症",饥饿感难以满足。"吃"是"小胖威利"最大的兴趣,他们的体重持续增加,发展成为重度肥胖。我国赵立平教授以"药食同源"为研究核心,尝试通过饮食干预来治疗"小胖威利",发现改变肠道菌群可以有效控制这类病人的食欲,降低病人体重,从而改善整体健康状况。赵立平教授团队为这些病人提供了以全粮、药食同源食品和益生元为核心的膳食。经过 12 周的营养干预后,在没有外加锻炼的情况下,"小胖威利"患儿与单纯性肥胖患儿一样,饥饿感得到显著缓解,体重也明显下降。其中,效果最好的病人,一共接受营养治疗 430 天,体重由原来的 140 公斤下降至 73 公斤,并长期维持在一定范围内。通过检测发现,这些病人的肠道菌群结构发生了明显变化,肠道双歧杆菌等有益菌显著升高,而能引发炎症的有害菌显著减少。科学家将病人试验之前的肠道菌群移植到无菌小鼠的肠道内,诱发了小鼠肠道炎症和脂肪细胞肥大,而膳食干预后的肠道菌群就没有这种能力。这说明,膳食干预可以调控肠道菌群,有效降低肥胖者的体重。

2. 粪菌移植

2013 年国际顶级学术期刊 *Science* 发表了一篇轰动全世界的论文。科学家将一对双胞胎(一瘦一胖)成人的肠道菌群移植给无菌小鼠,发现移植了胖子菌群的小鼠体重增加,出现肥胖相关代谢表型。而将试验中的胖鼠和瘦鼠放在一起饲养,一段时间后,胖鼠也变瘦了。因为小鼠有吃粪便的习惯,无意中就把瘦鼠的肠道菌群移植给了胖瘦,使胖鼠也瘦了下来。这个研究结果提出了粪菌移植治疗肥胖的可能性。

通过研究肥胖病人的肠道菌群和代谢特点,研究者们将来有望开发出减肥的新方法。减肥并不难,难的是怎么调控肠道菌群。由于肠道菌群的多样性和复杂性,对肠道菌群与人体代谢的研究依旧任重道远。

(刘媛媛)

提到糖尿病大家并不陌生，我们身边总会有一个或多个糖尿病病人，每个人可能都会有一些糖尿病的典型症状和并发症。但是，你是不是真的了解糖尿病？糖尿病的危害是什么？糖尿病与肠道菌群有无关系呢？只有正确认识糖尿病，你才能更好地预防及控制它。

糖尿病典型症状为"三多一少"：多饮、多尿、多食和体重减少。如有以上症状加上空腹血糖＞7.0 mmol/L 或者餐后血糖＞11.1 mmol/L 或者随机血糖＞11.1 mmol/L 即可诊断为糖尿病。糖尿病的危害不仅仅在于疾病本身，更在于糖尿病并发症如糖尿病肾病（导致尿毒症原因之一）、糖尿病视网膜病变（成人致盲的首要原因）、糖尿病足（截肢引起致残率增加原因之一）和糖尿病大血管病变（冠心病猝死的原因之一）。与非糖尿病人群相比，糖尿病人群心血管死亡和全因死亡风险增加 1 倍左右，且随着糖尿病病程延长而进一步增加。

目前医学专家认为，糖尿病是遗传因素和环境因素共同作用下，由于胰岛素分泌缺乏或者胰岛素抵抗而引起的碳水化合物、蛋白质、脂肪代谢紊乱的一种慢性终身性疾病。近年来研究发现肠道菌群与糖尿病的发生发展密切相关，调整肠道菌群有望成为糖尿病防治新靶点。

人体肠道内有千余种细菌，在正常情况下，这些庞大的肠道菌群之间相互依存、相互制约,处于相对平衡状态,是维护人体正常健康状态的一道天然防线。但是当人体与肠道菌群的和谐共生关系遭到破坏时,人体会产生多种疾病。研究发现,糖尿病病人的肠道厚壁菌和梭状芽孢杆菌的比例下降,拟杆菌和 β-变形菌的比例增加。既往研究发现无菌条件下饲养的大鼠给予高脂饮食也无法诱导出肥胖和胰岛素抵抗等代谢紊乱,而一旦肠道接种一种拟杆菌属的"坏细菌"后,再给予高脂饮食,大鼠很快出现了肥胖、胰岛素抵抗及血糖升高的表现。这说明在糖尿病的发生发展过程中,基因易感性只是一方面,而肠道菌群紊乱(坏细菌的参与)则是催化糖尿病"坏种子"发芽的因素之一。肠道菌群紊乱与糖尿病密切相关的机制复杂,主要涉及人体的能量代谢调节、慢性低度炎症的激活及后续相应脂肪组织的可塑性、肝脏脂肪变性、胰岛素抵抗和过度氧化应激等环节。肠黏膜是我们人体与外界接触的主要门户。肠黏膜表面的黏液、细菌、上皮细胞、免疫细胞等构成了肠黏膜的机械屏障、生物屏障及免疫屏障。我们的人体就像一个巨大的发酵罐,不同的饮食可能诱导不同的细菌生长与定植。长期高脂饮食会导致肠道微生态的变化,继而会明显增加肠黏膜的通透性。肠道通透性增加可以导致细菌或毒素,通过肠道屏障进入血液或者组织,引起中枢和外周组织的慢性低度炎症。

面对肠道菌群紊乱加重糖尿病的情况,我们应该如何应对呢?研究表明通过食物中的膳食纤维能诱导肠道菌群的良性转变,继而可以逆转糖尿病病人的代谢紊乱。赵立平教授等人的研究发现通过补充多种膳食纤维可改善2型糖尿病病人的肠道菌群。肠道菌群通过代谢膳食纤维产生的短链脂肪酸,可以保护肠黏膜屏障,防止内毒素入血,还可介导菌群对血糖稳态的影响,促进胰岛素分泌,改善2型糖尿病的预后。一项临床试验研究证实,糖尿病前期病人选择性补充益生菌可促进结肠中有益菌的生长,调节肠道微生态,并可以预防 2 型糖尿病的发生。益生菌酸奶可降低高脂饮食引起的餐后低度炎症,同时可诱导人体肠道菌群的良性变化。平衡肠道菌群的方法包括:摄入短链碳水化合物、膳食纤维丰富的食物及少吃高脂肪食物等。摄入含有益生菌的产品可能优化肠道菌群组成、改变肠道环境(抑制脂多糖产生和增加肠上皮细胞的紧密连接),继而改变人体内环境代谢。假如你是一个糖尿病病人,不妨找消化科医师从"肠"计议。

总之,越来越多的证据表明,肠道菌群有希望成为改善血糖控制和治疗 2 型糖尿病的靶点。由于肥胖与高脂饮食是诱导糖尿病及菌群紊乱的一对"元凶",因此请时刻记住"管住嘴,迈开腿"这句箴言。平时需摄入清淡及富含维生素的食物、合理运动、控制体重,让我们都远离糖尿病的困扰,"肠"保健康。当然,未来科研工作者仍需要进行大量研究,以充分阐明肠道菌群的可修饰能力及其在预防和治疗糖尿病中的潜力。

(陈 娟)

12 第十二节
帕金森病与肠道菌群

　　帕金森病(PD)又称震颤麻痹,好发于中老年人,估计全球有 500 万患者,其中我国就有 200 多万患者。随着我国人口的老龄化和环境的改变,帕金森病病人的数量将进一步增多。帕金森病的主要表现就是手抖、动作慢等运动障碍,可以表现为肢体发僵,刷牙、洗澡、走路等动作不灵活,走路时手臂摆动不起来,写字变小,面部表情僵硬。大家可能经常看到的症状是安静时病人的手不自主地有规律的抖动。帕金森病还包括很多非运动表现,如鼻子的嗅觉功能减低、情绪低落、睡觉时入睡困难、多梦、顽固性便秘、尿频、智力下降等。很多病人在运动症状出现之前 5～10 年就可能出现便秘、嗅觉减退和睡眠障碍等非运动障碍的表现。

　　帕金森病病因不明,可能是多种因素交互作用而产生的。单一的遗传因素导致帕金森病仅占很小比例,大多数都是散发病例。在环境因素、老化等共同作用下,通过氧化应激、线粒体功能紊乱、慢性炎症等多种机制导致中脑黑质部位的多巴胺能神经元大量变性、坏死而发病。近年来,越来越多的研究显示肠道菌群参与了帕金森病的发生发展。2003 年,德国法兰克福大学的神经学家 Heiko Braak 教授首次提出帕金森病与肠道有关的重要假说。他认为可能是某些毒素或病原体造成肠神经系统的损伤,继而这种损伤通过迷走神经进入脑干,并逐渐向上发展破坏大脑。2015年的一项研究发现,迷走神经全切除术治疗的病人很少发生帕金森病,而迷走神经超选择性切断术却无这种保护作用。因此,科学家认为帕金森病的病因可能起始于肠道,进而通过迷走神经向上传播进入大脑。

帕金森病的主要病理特点是 α-突触蛋白(α-Syn)错误折叠并异常聚集形成路易小体。α-Syn 在正常情况下是一种广泛分布在中枢神经系统的神经元蛋白,主要起促进突触可塑性和传递多巴胺能神经递质等作用。路易小体是由 α-Syn 异常错误堆积形成,但变性的 α-Syn 又是如何产生,又是在何处产生的呢?有研究发现,肠道中的菌群及其产生的炎性代谢产物(如脂多糖)可以导致肠道黏膜屏障的通透性增加,从而引起肠道的局部及系统性炎症反应,导致肠神经系统的 α-Syn 聚集,并且α-Syn 可以通过迷走神经进行细胞到细胞间转移,进而向上扩散累及大脑,促使多巴胺能神经元的变性坏死,最终造成多巴胺含量减少,从而产生临床症状。

肠道菌群目前被认为是我们人体的新器官,它们可以影响我们的神经发育、机体代谢、消化、能量平衡、维生素的合成和免疫调节等多种生理功能。与健康人相比,帕金森病病人粪便菌群中的普雷沃菌属和布劳特菌、粪便菌属、瘤胃菌属等丰度下降,普雷沃菌的减少导致肠道黏膜层的黏液分泌下降,肠腔黏膜的通透性增加,从而使得机体对肠腔毒素的保护能力下降,继而导致肠神经的 α-Syn 大量表达和错误折叠。布劳特菌属、粪便菌属等菌属是产丁酸的细菌,丁酸作为一种 SCFA 可以帮助维持肠道黏膜屏障的完整性和免疫功能,丁酸的显著减少会导致肠道黏膜屏障的破坏和通透性增加,使得肠道细胞与毒素接触增加,进而通过分子模拟和免疫炎性等机制启动 α-Syn 的错误折叠和聚集。瘤胃菌属则是重要的纤维素降解菌,它可以帮助消化食物中的碳水化合物(如纤维素、淀粉等),并把它们进一步降解成SCFA,在肠道菌群与宿主之间的免疫调节功能中发挥重要作用。还有研究发现,有严重姿势不稳和步态不稳的帕金森病病人肠道中的大肠埃希菌水平较正常人群高,这也提示大肠埃希菌可能参与了对运动功能的调节。

鉴于大量研究发现帕金森病病人的肠道菌群组成与正常人不同,而且人体中大约50%的多巴胺是由肠道产生的。所以,越来越多的帕金森病研究人员将目光由大脑转向肠道。加州理工学院Mazmanian教授的团体通过3个实验进一步研究了肠道微生物与帕金森病之间的关系。他们使用过量表达α-Syn的转基因小鼠,这些小鼠大脑中产生的α-Syn比普通小鼠明显增多,很早就会出现帕金森样症状,如不能准确控制自己的动作。他们发现这些小鼠在无菌环境下运动表现优于在有菌环境下的小鼠,这提示帕金森小鼠的运动障碍症状可能会因存在某些肠道微生物而加重。他们还发现帕金森小鼠也可表现出便秘的症状,如排便总量远低于正常水平。那么,这两者运动能力和排便的差异是否源于α-Syn水平的差异呢?他们通过免疫荧光标记技术发现有菌小鼠大脑中的α-Syn水平在基底节区明显高于无菌小鼠。第二个实验,研究人员给两组小鼠喂食了同样的SCFA(短链脂肪酸),他们发现经过一段时间喂养后,无菌小鼠出现了和肠道菌群正常小鼠相同的症状。后来,他们还把从帕金森病人和健康人的粪便中提取出的微生物管饲给无菌小鼠,结果移植了帕金森病人肠道微生物后的小鼠较移植了健康人菌群的小鼠运动障碍的表现更加严重。

通过以上的研究我们不难看出,肠道菌群极有可能参与了帕金森病的发生发展。我们预测对肠道菌群的干预可能是治疗帕金森病潜在的方法。国内已有个案报道粪菌移植可有效改善帕金森病病人便秘、睡眠及情绪障碍,甚至对运动障碍也有不同程度的改善。迄今,国内外已有多家医院正在开展粪菌移植治疗帕金森病的临床研究,但这种治疗方案的有效性和安全性仍需大量的临床试验研究去证实。未来,帕金森病的治疗观念可能逐渐转变为"脑病肠治"。

(薛刘军)

国外有句话叫 Follow Your Gut，意译为"跟着你的直觉走"。是不是不解？Gut（肠道）怎么变成"直觉"了呢？直觉也被译为 Gutfeeling，与我们的潜意识有关。我们中国也早就有"打腹稿""腹思"的说法。看来，人类很早就认识到胃肠功能和人的精神行为有关。中医典籍《黄帝内经》记载了"思伤脾"，中医的"脾"并非完全是解剖器官的名词，其含义相当于现代医学的胃消化系统功能。现代医学家逐渐关注肠道微生物的研究，越来越多的科学实验证实肠道菌群与我们的焦虑、抑郁、孤独症、精神分裂症等密切相关。

　　情绪和行为是个体和生存的内外环境之间的体验，是对进行着的这种环境中各类信息处理的生理和心理反应。比如，你喜欢某人，你跟他（她）在一起吃饭，你觉得胃口都变好了。反之，情绪不好可能会"牢骚满腹柔肠断"。我们的精神行为与我们的胃肠有对话！按照中国的传统哲学"天人合一"，天地大宇宙，人即小宇宙。这胃肠中是否也有什么"东东"，让我们习惯与外界环境相处。好与坏，内与外，其实早就连在一起，这才是"表里如一"。在动物的进化树上，人类这属于脊索动物门的高等动物也不得不承认我们是从肠腔动物进化而来。肠腔动物具有原始的神经组织及消化循环腔，其神经组织就有了神经细胞，细胞突起相互连接形成了最原始的弥散神经系统，这其实就是人类的肠神经丛的雏形。

不知你有没有想过这样的问题,牛羊吃的是草,怎么长出来的是肉?其实这是因为在牛羊等食草动物的胃肠中,有大量的以细菌为主的微生物群。这些微生物消化植物纤维素,促进营养物质的吸收。换个思维方向,细菌帮助动物的过程其实也是动物喂养了细菌。人类也是如此。我们的饮食和生活习惯改变了肠道菌群,同时,肠道菌群也改变了我们的情绪、行为。科学家研究发现,在病理状态下,肠道菌群可以影响血脑屏障的通透性。肠道微生物对人类大脑的影响可能远远超过我们的预期。

抑郁障碍以显著且持久的心境低落为主要临床特征,是心境障碍的主要类型。焦虑障碍则以精神和躯体的焦虑症状及行为形式为主要特点。很多肠道疾病,如肠易激综合征、炎症性肠病,常合并有焦虑抑郁。2017 年,国际著名期刊 *Gut* 发表了一项研究,与身心健康的人相比,焦虑和抑郁病人的内毒素水平升高,肠黏膜屏障通透性增加,说明肠道与焦虑抑郁关系密切。《自然·微生物学》杂志发表了最新研究,科学家寻找到与抑郁症相关的肠道微生物。高丰度的粪杆菌属和粪球菌属细菌与高的生活质量有关。这两类细菌都是产丁酸细菌,而丁酸盐具有抗炎和增强肠黏膜屏障的作用。饮食可以改变肠道菌群,从而影响抑郁焦虑相关症状。我们常说,"来点好吃的压压惊",应该是有科学依据的。一项包括 660 名受试者的系统分析研究认为,益生菌可显著减少病人的焦虑和抑郁量表评分。我们推测,从肠道角度研究焦虑和抑郁,说不定能开发出更有效的治疗药物。研究发现,抑郁症病人的肠道菌群丰度及多样性明显下降。将抑郁症病人的肠道菌群移植给大鼠,大鼠也表现出抑郁症的行为及生理学特点。通过干预肠道菌群,会不会对治疗抑郁有帮助?目前研究认为,服用多营养素补充剂(ω-3、硒、叶酸、维生素 D_3 和钙)无法降低重度抑郁症发作。适宜的菌群移植或靶向肠道菌群的抗抑郁药物可能是未来的研究方向。

肠道菌群与行为和认知的关系也逐渐被关注。儿童孤独症是广泛性发育障碍的一种,起病于婴幼儿期,主要表现为不同程度的言语发育障碍、人际交往障碍、兴趣狭窄和行为方式刻板。研究发现,自闭症小鼠存在肠道菌群失调、肠黏膜通透性增加。最近,我国正在开展一项临床研究,应用粪菌移植治疗自闭症病人,部分病人取得较好疗效。目前这类数据暂未发表,我们期待未来会有令人欣喜的研究成果。阿尔茨海默病(AD),又叫老年性痴呆,是一种中枢神经系统变性疾病,起病隐袭,呈慢性进行性发展,表现为渐进性记忆障碍、认知功能障碍、人格改变及语言障碍等神经精神行为症状。有学者推测,AD病人的大脑中存在较高水平的肠道革兰阴性细菌成分,这些可能是来源于肠道菌群的促炎症分子,随着年龄增加,这些毒素分子可能从肠道中"漏"进血液循环,从而进驻大脑。AD病人通过改变饮食调整肠道菌群,有助于减少脑内炎症,改善记忆力。肠道菌群失调、肠漏有可能是AD发生的重要原因。

正如外界环境一样,肠道菌群也是我们的生存环境,与我们机体共生共演化。疾病的研究需要注重病理机制,疾病的治疗如同灭"大火燃烧",不仅要寻求"点燃"的原因,更重要的是对"燃烧火"的状态处理,应减少空气流动状态,需要"喷水盖土"。理解肠道菌群并进行调节,以此来治病,其实就是调节疾病发生发展的状态。肠道菌群和我们的身体健康息息相关。愿以此诗,与君共勉。

> 我命在我不在天,天人合一命我健!
> 天若有情天亦老,我身生命百万千!
> 身心相印情相切,合一同化共衍变。
> 变菌修饰命之本,脾胃后天转坤乾!

(肖　峰)

　　肠道是人体通往外部世界的门户,是人体与外界交流的窗口,而驻扎在肠道内的菌群就是沟通人体内外环境的桥梁,影响着人体各种组织器官的生理功能,而且与人体的多种组织器官疾病紧密相关。中枢神经系统被认为是人体内与外界隔离的一道天堑,然而,越来越多的研究却表明中枢神经系统与肠道内的菌群保持着密切的联系,不但与人脑的生理发育紧密相关,诸如血脑屏障形成、神经髓鞘形成、神经发生和小胶质细胞成熟等,甚至与人体的多种中枢神经系统疾病密切相关。

　　肠道黏膜淋巴组织含有的免疫细胞占整个机体免疫细胞的70%～80%,肠道黏膜免疫系统与肠道菌群之间拥有错综复杂的关系。肠道菌群可以通过肠-脑轴调节中枢免疫系统的炎症和免疫反应过程,从而影响中枢神经系统免疫性疾病的发生和发展。益生菌作为非致病微生物,能够与肠道微生物群相互作用并提供健康益处。近来,动物和临床实验研究均支持益生菌可以用于多种中枢神经系统免疫性疾病的治疗。

1. 肠道菌群与多发性硬化

　　多发性硬化(MS)是以中枢神经系统白质炎性脱髓鞘病变

为主要特点的自身免疫病,主要表现为精神症状、言语障碍,脑神经及躯体感觉、运动、自主神经系统均可受损。MS 的病因非常复杂,迄今尚未完全阐明。MS 的发病和进展与中枢神经系统的免疫异常密切相关,神经系统自身免疫被认为是 MS 最重要的发病机制。近年来多个研究表明肠道菌群在 MS 发病中发挥重要作用。与正常大鼠相比,无菌大鼠 MS 模型的症状较轻,肠道菌群移植可以加重无菌大鼠的 MS 症状。有研究者发现 MS 病人外周血中针对肠道抗原的自身抗体的含量要高于健康对照者。甚至有研究显示粪菌移植能够显著改善 MS 病人的神经症状。某些益生菌比如双歧杆菌可以缩短 MS 大鼠症状的持续时间。然而,某些细菌比如分节丝状菌、干酪乳杆菌却可以加剧 MS 的症状。

有研究显示肠道菌群不但与 MS 发病有关,还与 MS 的活动性有关。国外一项小样本的横断面研究显示在 MS 复发人群中存在肠道菌群的多样性,另外一项涉及儿童 MS 病人的小型纵向研究发现,肠道微生物群分布与 MS 复发有关。

当前,丙种球蛋白、激素、血浆置换、免疫抑制剂等免疫调节治疗是控制 MS 病情复发和进展的最重要的治疗手段,但均存在一定的弊端,而肠道菌群微生物制剂尤其是肠道菌群移植有望成为控制 MS 病情和预防复发的一种有效的方法。

2. 肠道菌群与视神经脊髓炎谱系疾病

视神经脊髓炎(NMO)谱系疾病是免疫介导的视神经与脊髓同时或相继受累的急性或亚急性脱髓鞘病变。肠道菌群在 NMO 谱系疾病中扮演的角色最初通过检测到针对胃肠道抗原的自身抗体的存在间接反映,一项研究表明 NMO 病人自身抗体水通道蛋白 4 同肠道产气荚膜梭菌存在交叉反应,同时在病人血清中也检测到产气荚膜梭菌蛋白。最近,有研究显示视神经脊髓炎病人的肠道微生物群分析显示产气荚膜梭菌过度分泌。

3. 肠道菌群与吉兰-巴雷综合征

吉兰-巴雷综合征(GBS)是一种较为常见的脊神经和周围神经的脱髓鞘疾病,临床上表现为进行性上升性对称性麻痹、四肢软瘫,以及不同程度的感觉障碍。空肠弯曲菌是一种人畜共患的病原菌,并且是一种食物源性病原菌,其引起的空肠弯曲菌肠炎是 GBS 的危险因素之一。研究表明不同的弯曲菌属联合宿主因素在 GBS 发病过程中的免疫反应中发挥着重要作用,同时也与 GBS 严重程度密切相关。2017 年,有研究者用空肠弯曲杆菌感染小鼠模拟 GBS,然后将人的肠道菌群移植给 GBS 小鼠,发现移植人肠道菌群能够增强 GBS 自身抗体反应。因此,肠道菌群组成被认为是控制 GBS 易感性的另一个因素。

4. 肠道菌群与重症肌无力

重症肌无力(MG)是一种主要累及神经肌肉接头突触后膜上乙酰胆碱受体的自身免疫性疾病。临床主要表现为部分或全身骨骼肌无力和易疲劳,活动后症状加重,经休息和胆碱酯酶抑制剂治疗后症状减轻。尽管 MG 的确切病因尚未完全阐明,但有人推测肠道菌群在 MG 发病机制中起着关键作用。2018 年有研究者通过比较 MG 病人与健康对照者的粪便微生物群特征来研究 MG 病人的肠道微生物群是否发生改变。研究发现,与健康人群相比,MG 组的肠道微生物群在细菌类群相对丰度方面发生了变化,微生物丰富度急剧下降,特别是梭菌属。MG 组粪便中与抗炎相关的丁酸盐含量显著降低;此外,微生物失调与 MG 病人血清中炎症标志物水平密切相关。近年来,一些研究显示益生菌在不同免疫介导的炎症条件下的有效性,并支持益生菌在 MG 治疗中调节免疫系统并有助于恢复对乙酰胆碱受体的免疫耐受性。

总之,基础和临床研究均证实了肠道菌群—肠—脑轴的存在,并且证实了肠道菌群与中枢神经系统疾病密切相关。与人体自身基因组相比,肠道菌群更容易受到外界环境影响而发生改变,所以有针对性地对肠道菌群结构进行优化,改善肠道菌群对宿主的影响,可能是潜在的一种治疗方法。因此,我们相信,肠道菌群可以作为一种干预靶点,在预防和治疗神经系统免疫疾病方面发挥重要作用。

（佟　强）

近年来,一些新的研究揭示了肠道菌群与心血管疾病密切相关,如高血压病、冠心病、心力衰竭等。

1. 肠道菌群与高血压病

高血压病是最常见的心血管疾病之一,是脑卒中和冠心病的主要危险因素。肠道菌群在高血压病发生发展中的研究越来越受关注。研究显示,高血压病大鼠模型存在肠道菌群失调。短链脂肪酸是肠道菌群的代谢产物,进入血液循环后发挥作用。短链脂肪酸能调控两个受体,嗅觉感受器受体和 G 蛋白偶联受体。这两种受体相互作用,处于平衡状态。嗅觉感受器受体位于肾小球旁器,介导了肾素释放,使血压显著上升。而 G 蛋白偶联受体位于结肠、肾脏、交感神经系统及血管等多种组织和细胞中,激活后可降低血压。所以说,肠道菌群可能是通过菌群的代谢产物短链脂肪酸发挥作用来调控血压。研究发现,与健康人群相比,高血压前期和高血压病人的肠道菌群均发生紊乱,有益菌减少,条件致病菌增加。也有研究认为,食用益生菌的人群收缩压和舒张压可能有所下降。但是这些报道还只是初步研究,仍需大量临床试验以进一步证实。未来可将肠道菌群作为高血压治疗的潜在靶标,但还需要进一步研究这两者之间的因果关系。

2. 肠道菌群与冠心病

冠心病极大地危害着人类健康,其最主要的病变机制是冠状动脉血管发生粥样硬化,引起心脏供血不足。大量的临床和基础研究显示了肠道菌群与动脉粥样硬化之间的关联。科学家发现与心血管疾病风险相关的 3 种肠道菌群代谢产物,分别是胆碱、氧化三甲胺(TMAO)和甜菜碱。饮食中的磷脂酰胆碱、胆碱和 L-胆碱等在肠道菌群的作用下代谢产生三甲胺,三甲胺又在肝脏中代谢为 TMAO。临床研究表明,TMAO 增加了心血管疾病的风险。2013 年,科学家对 4 000 多个成年人进行 3 年随访,检测受试者的空腹血浆 TMAO,发现 TMAO 水平与病人死亡、心脏病发作或中风成正相关。TMAO 被证实是冠心病的独立危险因素,但 TMAO 参与冠心病形成的具体机制还需要进一步研究。另外有研究发现,肠道菌群与冠心病严重程度也密切相关。冠心病病人粪便中的普通拟杆菌和多氏拟杆菌丰度显著降低。给小鼠模型灌胃这两种细菌,可减少内毒素水平,增强肠上皮紧密连接,抑制肠道和系统性炎症,减轻动脉粥样硬化形成。这个研究提示普通拟杆菌和多氏拟杆菌可能有助于预防冠心病。但目前对于肠道菌群的干预性研究仅停留在动物试验阶段,要找到合适又安全的可应用于人体的干预方式,需要多学科专家的共同努力。

3. 肠道菌群与心力衰竭

心力衰竭是各种类型心血管疾病的最终转归,也被称为心血管领域尚未攻克的"堡垒"。慢性心力衰竭病人存在肠缺血,肠道黏膜屏障遭到破坏,肠道菌群的组成发生改变,血液循环中毒素水平也会升高。这个过程可能会诱导炎症相关细胞因子形成和激活,炎症因子反过来会促进炎症反应,诱发心肌纤维化和功能障碍,从而加重心衰。研究发现,在慢性心力衰竭病人的粪便中,空肠弯曲菌、志贺氏菌、沙门氏菌、耶尔森菌和念珠菌等致病菌数量显著增多。调节肠道菌群失衡对心衰患可能是一种有效的治疗方法。目前临床实践中用来调节心衰病人肠道菌群失衡的主要手段包括饮食调节、应用益生元和益生菌,但缺乏临床研究的证据。

肠道菌群参与高血压、冠心病和心力衰竭等心脏疾病的发生发展。这些心脏疾病反过来也影响着肠道菌群的结构和功能。因此,进一步研究心血管疾病病人的肠道菌群及其代谢产物,可能是目前传统药物治疗之外的潜在有效方法。调整饮食,应用益生菌、益生元预防心血管疾病发生,甚至将来有可能通过粪菌移植等来防治心血管疾病,这些可能都是未来需要不断关注的研究热点。

(徐海燕)

16 第十六节
肠-肾轴

　　肾脏疾病被公认为是全球健康问题。导致肾脏疾病的原因是多种多样的，可用于延缓肾脏疾病进展的策略却很少。目前大多数治疗方案都以降低血压和减少血尿、蛋白尿为中心，以延缓肾脏疾病的发展。显然，这远远不够，患者需要更多的治疗方法。

　　近些年，肠道微生物群的组成和功能失调（肠道菌群失调）被发现与非传染性疾病如糖尿病、肥胖、非酒精性脂肪肝、恶性肿瘤、抑郁症等疾病密切相关。随着对微生物基因组的不断认识，我们更好地理解了肠道微生物组在健康和疾病中的重要性。一些新的研究发现，肠道菌群与肾脏疾病息息相关。

　　中医有"肾主水"的说法，肾脏主要进行水液交换。结合中医理论，慢性肾脏疾病与肠道菌群之间可能相互影响。肾脏是人体的重要代谢器官，通过尿液排出以清除体内代谢产物及毒物、废物。多数慢性肾病在开始时通常没有症状，很多病人通过体检才发现。随着疾病进展，病人在出现水肿、全身无力、食欲不振、恶心呕吐、腰酸腰痛、胸闷气短等症状后才就医。而此时，多数病人的肾脏功能已进入中晚期，已出现较严重的并发症如心血管疾病、严重的酸中毒、高血压病、电解质紊乱等等，甚至部分病人发现时已经是尿毒症期。

　　慢性肾脏病发展至中后期阶段，多种因素均会影响到肠道菌群。肾脏排出代谢产物的功能逐渐下降。代谢废物逐渐蓄积在人体内,通过肠腔的血管进入肠腔。肠道正常菌群的生存环境直接发生改变。肾脏排尿减少,导致胃肠道水肿,引起肠道菌群环境改变。慢性肾脏病导致的代谢性酸中毒导致人体的内环境紊乱,进而影响肠道菌群。上述种种原因均引起肠道菌群失调,益生菌减少,有害菌大量繁殖生长,进而导致各种肠道疾病的发生。反之,肠道菌群失调亦会影响慢性肾脏疾病。当正常肠道菌群因为各种因素受到影响导致肠道微生态发生改变,破坏了肠道黏膜屏障,大量肠道细菌毒素进入血液系统介导全身炎症发生,进而导致肾脏疾病发生发展。

早在几个世纪前,人们已经开始尝试通过肠道灌洗、使用肠道吸附剂来治疗慢性肾脏疾病。时至今日,仍有治疗方法是通过增加病人排便次数增加慢性肾脏病人毒素排出。此外,有研究表明,肠道中的益生菌双歧杆菌可通过自身代谢减少肠道中毒素,维持肠道菌群稳态。如何进一步通过这些益生菌改善肾脏疾病是现在的研究热点及难点。研究人员现在发现肠道菌群与肾结石有关。饮食、环境等因素在导致肾结石形成过程中十分重要。随着生活水平提高,人们的饮食结构发生变化,逐渐趋向于高脂高糖饮食,进而引起各种代谢性疾病如高血压、糖尿病、代谢综合征,而这些疾病与肾脏结石均密切相关。肾结石大多数为草酸钙结石,肠道易吸收草酸的人群更易罹患肾结石。如何调整肠道菌群、增加肠道草酸降解以减少肾结石发生也是目前的研究方向。最新研究表明,肾结石病人的肠道菌群组成发生改变。研究者纳入 52 例特发性钙结石病人(SF)和 48 例对照,分析粪菌组成、饮食习惯、24 小时尿草酸排泄(UOE)。SF 病人的粪菌多样性降低,3 个菌属(栖粪杆菌属、肠杆菌属、多尔氏菌属)含量显著降低,而草酸杆菌属丰度无变化。一些肠道细菌的丰度与 UOE 显著相关。在 SF 粪便中,与草酸降解相关的菌群总含量下降。这提示肾结石病人的肠道菌群发生显著变化。

肠-肾轴未来是一个研究热点。现阶段,我们能做的是建议慢性肾病病人通过改善饮食结构从而减缓慢性肾病的进展。我们应适当增加摄入五谷杂粮,加强运动,维持肠道菌群稳态。我们还要避免胡吃海喝,不当饮食容易伤害我们娇贵的肠道。

(何增娇)

炎热的夏天周五下班后,小王和朋友约好一起去吃烧烤喝啤酒,赶走工作的疲劳,享受愉快的周末。三五成群,大快朵颐,好不惬意,大家玩到凌晨才各自回家。回家后小王的肚子咕噜咕噜作响,并出现了轻微的腹泻,想着应该是吃得过于油腻吧,休息两天就好了。可是,第二天腹泻是好了,小王却解了几次洗肉水一样的小便,吓得他立刻到医院肾脏科就诊。经过一系列化验和肾穿刺活检,小王被诊断为 IgA 肾病。

小王对这个专业名词非常陌生,心里冒出无数个问题,我们来听听他跟医师的对话吧。

小王:请问医生,什么是 IgA 肾病?

医生:我们来看一下专业的解释,IgA 肾病是一组不伴有系统性疾病,肾活检免疫病理检查在肾小球系膜区,有以 IgA 为主的颗粒样沉积,临床上以血尿为主要表现的原发性肾小球疾病。它的临床表现多种多样,但绝大部分都存在血尿,可以是肉眼血尿(像小王这样的洗肉水样尿液),也可以是镜下血尿(肉眼没有异常,需要显微镜检查才可发现)。IgA 肾病主要有两大类表现:一类是在急性呼吸道感染、急性胃肠炎等感染之后,短时间内出现血尿;而另一类起病隐匿,通常没有任何症状,在体检时被发现,甚至在发现时已存在肾功能异常,故被称为"沉默的杀手"。IgA 肾病的发病机制尚未完全清楚,但它不是一种感染性疾病,所以不需要抗感染治疗。它与多种因素有关,是多基因病,是免疫性疾病,甚至存在一定的家族聚集现象。目前比较一致的观点是各种原因导致的以 IgA 为主的循环免疫复合物性肾小球肾炎,所以它的治疗有时需要免疫抑制治疗。

小王:我是在乱吃乱喝之后出现血尿,是因为肠道感染影响了肾脏吗?

医生:这个说来话长。在肾脏沉积的 IgA 是一种半乳糖缺陷的多聚体 IgA,这种球蛋白通常来源于黏膜,比如呼吸道黏膜、消化道黏膜。因为你是在肠道感染后出现,我们就来聊一聊肠道菌群和 IgA 肾病之间的新的研究观点吧。

肠道内定居着非常多的细菌,处于一个相对成熟稳定的状态。肠道黏膜组织中有许多肠相关淋巴组织,它们就像一个个哨所,哨所里有多个兵种参与防御。肠道菌群可以帮助锻炼和提升它们的作战能力。而当肠道菌群出现紊乱的时候,可能诱发黏膜免疫组织识别的错误,导致部分哨所接受了错误的指令,把自己的细胞当作细菌去攻击,引发自身免疫性疾病。IgA 肾病就是一种免疫性疾病。

在哨所中,一类主要作战兵种就叫做作 sIgA(分泌型IgA)。正常的 sIgA 在肠道黏膜免疫中发挥着重要作用。一方面,它参与筛选细菌,使部分细菌拿到"绿卡"成为共生细菌,住在肠道黏液中,成为肠道菌群的重要组分;一方面,它也被菌群影响,肠道菌群紊乱可以刺激 IgA 被大量分泌。当这种球蛋白发生异常糖基化形成半乳糖缺陷的 IgA 沉积到了肾脏,就导致了 IgA 肾病。有学者证实,与健康人群相比,IgA 肾病病人的粪便中的共生菌(如双歧杆菌、乳杆菌等)的数量明显减少,而致病菌(如大肠杆菌、放线菌等)数量明显增加,证实了肠道菌群在IgA 肾病致病中占有重要地位,可能是引发黏膜免疫和炎症的重要因素。

小王：那应该怎么治疗 IgA 肾病呢？

医生：肾脏科医师通常根据病理严重程度、肾功能水平、尿蛋白水平、血压水平等综合考虑，选择 ACEI/ARB、激素、免疫抑制剂等药物治疗，但疗效欠理想。之前介绍的肠道和 IgA 肾病的关系越来越被人们重视。2017 年瑞典乌普萨拉大学的研究团队在 *The Lancet*（《柳叶刀》）发表了一篇专门针对 IgA 肾病靶向治疗的研究。他们发明了新型的口服靶向释放药——布地奈德，可以在回肠末端靶向释放，能够高度聚集在淋巴结部位，从而阻止 B 淋巴细胞活化产生 IgA，取得非常满意的效果，目前仍在临床试验中。未来，我们也可以设想通过调整肠道菌群、予以益生元、益生菌、甚至粪菌移植来预防和治疗 IgA 肾病。

小王：那我应该注意些什么来预防肾病复发呢？

医生：从前文可知，黏膜感染是诱发 IgA 肾病的一种重要因素，保持呼吸道与肠道健康就很重要了。我们要避免感冒、不洁饮食，保持良好的生活习惯。目前对肠道菌群的研究越来越多，相信未来会有更多的研究来实现肾病肠治的可能性。

（费冰茹）

18 第十八节 免疫系统疾病与肠道菌群

  人类微生态环境和免疫疾病的关系逐渐成为医学研究的热点。肠道菌群是我们人体最大的微生物群落。它与我们人体的共生关系是物种经历数百万年共同进化的结果。而人体免疫是贯穿生命始终的机体防御系统,机制复杂、影响因素众多,其中肠道菌群对人体免疫的稳态维持发挥着重要的作用。肠道菌群与人体免疫系统的相互作用是多方向、交互式的信号交流传递结果。肠道菌群从多种途径调节人体免疫功能,从而避免或减少免疫相关疾病的发生。我们就肠道菌群与免疫系统疾病之间的关系做一简单阐述。

  免疫系统疾病是一个广泛的疾病范畴,从广义上讲包括系统性的免疫系统疾病和器官局限的免疫性疾病。前者以系统性红斑狼疮、系统性硬化症、干燥综合征等代表,而后者则包含常见的诸如银屑病及桥本氏甲状腺炎等疾病。前者也通常被称为风湿病。肠道菌群紊乱可增加系统性红斑狼疮、强直性脊柱炎、类风湿性关节炎、系统性硬化症等风湿性疾病的患病风险,且与其发生发展也有极为密切的关系。

  系统性红斑狼疮(SLE)是最具特征性的风湿病,主要影响育龄期女性,是多种风湿病的原型。其发病机制目前普遍认为是 T、B 淋巴细胞的高度活化和功能异常,并产生大量自身抗体导致多器官多系统损害。SLE 被认为是一种以 1 型干扰素为基因特点的系统性自身免疫病,伴随有自身抗体的产生。研究发现,有 SLE 发病倾向的小鼠肠道中,肠上皮细胞完整性受损,黏液分泌减少,肠道菌群失调,并且有菌转移到肠道固有层。多项研究表明,SLE 病人细菌种类和数量发生改变,打破了 SLE 病人的肠道菌群平衡,从而使机体免疫屏障受到破坏,导致疾病的发生,提示肠道菌群紊乱与 SLE 的发展有关联。2018 年,科学家对 61 名女性 SLE 病人进行研究。与健康人相比,SLE 病人的肠道菌群多样性降低,在高 SLE 疾病活动指数(SLEDAI)的病人中尤为明显。SLE 病人的活泼瘤胃球菌(RG)丰度升高 5 倍,抗 RG 抗体与 SLEDAI 呈正相关。抗 RG 抗体在活动性肾炎病人中显著升高。这个研究认为,SLE 相关的肠道菌群失调可能促进了狼疮肾炎的发生。另有研究发现,在部分 SLE 病人和模型小鼠中,致病共生菌从肠道向肝脏移位,可能驱动自身抗体的生成,可触发交叉免疫反应,可能引起易感个体的自身免疫疾病。研究肠道菌群在 SLE 中的作用,对未来发现新的疾病标记物以及开发新的治疗方法十分重要。

强直性脊柱炎(AS)是一种以骶髂关节病变和脊柱上行性受累为特点的慢性炎症性疾病,其发病机制非常复杂,可能由宿主遗传和环境诱因共同决定。大量证据表明肠道菌群可能对 AS 发挥了重要作用。2017 年,科学家研究了 97 名 AS 病人及 114 名健康人的肠道菌群。AS 病人的放线菌门、双歧杆菌属、普氏粪杆菌显著升高,而梭杆菌门、肠杆菌属、拟杆菌显著降低。异常的肠道菌群可能会导致肠道非特异性炎症,肠道黏膜通透性发生改变,从而诱发炎症机制,导致关节炎症病变。因此,肠道菌群未来既是重要的治疗靶标,也是可以用来监测病情的工具。

类风湿性关节炎(RA)是一种以炎性关节滑膜炎为主要表现的系统性自身免疫性疾病。肠道菌群在维持人体免疫系统稳定中发挥着重要的作用。研究发现,RA病人异常的免疫应答与肠道菌群失调有关,部分病人在用抗菌药物治疗后症状有所缓解,这提示肠道菌群与其关系密切。有实验表明,早期RA病人的肠道菌群与健康人有区别,RA病人的疾病特征细菌群显著改变。另外需要指出的是,目前研究认为益生菌对RA没有明显的疗效。

　　紊乱的肠道菌群调节多种免疫细胞分化,产生炎性因子,经过炎症反应产生自身抗体,最终诱导SLE、AS、RA等风湿性疾病的发生发展。由此我们看出,肠道菌群紊乱可能是风湿性疾病发生发展中的一个重要因素。针对风湿性疾病,以肠道微生态为基础的研究应用有望成为一种潜在的治疗方法。

（李永胜　王宏刚）

前段时间在门诊碰见一位中重度痤疮的年轻女病人,我像平常一样询问她的病情。由于对肠道较为关注,我特别询问了她是否存在饮食和肠道方面的问题。病人表示不解,说自己这个是皮肤毛病,怎么可能与饮食和肠道有关呢?

是呀,皮肤是人体的体表器官,肠道是人体的内脏器官,八竿子打不着的关系,怎么就扯上"亲戚"了呢?我们来科普一下。皮肤是人体面积最大的器官,其实我们的肠道也拥有人体最庞大的遗传信息学数据——肠道菌群基因组。"皮肤主一身之表,可防御外邪侵入;大肠为传导之官,传化物而不藏"。虽然这两大器官在形态和功能方面相差甚远,但两者之间有着千丝万缕的联系,"皮肠同病"充分体现了这一点。然而,这两者之间是通过什么联系在一起的呢?答案是肠-大脑-皮肤轴。

科学家将肠道状态、肠道微生物以及心理疾病与皮肤疾病的关联称作肠-大脑-皮肤轴(简称肠-脑-皮轴)。脑-肠-皮三者之间相互影响,密切关联,构成一个复合系统。皮肤不仅是人体第一道免疫防线,也是肠道健康状况的晴雨表。好的肠道可以给大脑提供正能量、正面情绪,会让皮肤变得光滑红润,肠道菌群失调后,大脑出现焦虑和抑郁的负面情绪,皮肤也会变得干燥粗糙,毛发变得没有光泽。肠道好,皮肤也会好,这一点可能我们诊治的部分皮肤病病人深有体会。"面子上的事"可能归根结底是肠道问题,这个说法不无道理。因此通过肠—脑—皮轴来寻找皮肤病的发病原因,进行皮肤疾病的预防和干预至关重要。

我们回到文章开头提及的那个病人,该病人经过调理肠道、调整饮食结构及放松心情,同时辅以适当药物治疗等综合手段后,在短期内收到了良好的临床治疗效果。那么,皮肤问题除了痤疮之外,还有哪些问题与肠道相关呢?我们通过数据库查找的资料总结一下:特应性皮炎、银屑病、脂溢性皮炎、结节性痒疹、慢性荨麻疹、斑秃和瘙痒症等,另外还有我们大家比较关注的抗衰老、面部年轻化都与肠道相关。皮肤疾病的有效控制对皮肤的屏障、吸收、分泌和排泄、代谢、营养、再生等有直接的影响,对于皮肤抗衰老、面部年轻化等都有非常重要的作用。肠道菌群种类繁多,数目惊人,被称为人类的"第二基因组",参与人体许多重要的生理功能。肠道菌群通过影响全身免疫系统和菌群代谢产物转移等方式,调控皮肤分化和免疫反应,影响皮肤稳态、失调和重建的过程。肠道菌群及其代谢产物影响肠-脑-皮轴,在痤疮、特应性皮炎以及银屑病等的发病机制中具有重要作用。使用益生菌调节肠道菌群,有望缓解紫外线造成的皮肤老化,改善痤疮、特应性皮炎和银屑病等疾病的临床症状。

银屑病是累及皮肤的一种慢性炎症性疾病。研究发现银屑病病人的肠道菌群较为紊乱,肠道菌群多样性低于健康人。在银屑病病人的肠道菌群中,双歧杆菌科、毛螺菌科等相对丰度增加,拟杆菌科、普雷沃氏菌科、理研菌科等相对丰度降低。基于肠道菌群的银屑病防治研究将会很有意义。同样,银屑病也会影响肠道。大样本人群的 Meta 分析数据显示,银屑病病人发生克罗恩病的风险上升 153%,发生溃疡性结肠炎的风险上升 71%。银屑病与炎症性肠病存在显著关联。当银屑病病人出现消化道症状时,需注意排查炎症性肠病。在临床工作中,生物制剂(英夫利西)都可以治疗这两类疾病,说明它们之间可能有相同的发病机制。另外,有研究发现,有两名肠病病人合并有艰难梭菌感染,他们同时也都是男性脱发病人,在他们接受粪菌移植以后,他们脱发症状明显改善,这提示肠道菌群可能在脱发中起到免疫调节效应,具体机制和疗效还需进一步临床试验研究。

因此,对肠-脑-皮轴的深入研究,未来将会为皮肤疾病的预防和诊治开辟出新的路径。

(孔迎辉　王宏刚)

异基因造血干细胞移植目前仍然是许多恶性血液病的唯一治愈手段,为确保供者来源造血干细胞顺利植入及最小化排异反应,强效化疗或者联合放疗(全身放疗,TBI)的预处理方案是必要的。在预处理清除病人自身骨髓造血干细胞后,输入供者来源造血干细胞来重建病人的造血及免疫稳态。一方面,供者来源的 T 淋巴细胞可以清除病人体内残余的白血病细胞,即发挥移植物抗白血病效应(CVL),最大程度清除体内残留肿瘤细胞、预防恶性疾病复发,这是我们最希望看到的结果。但同时,这部分 T 细胞可能将病人的正常组织细胞识别为"外来抗原"并攻击,使机体发生不同表现的重症炎症反应,称为移植物抗宿主病(GVHD)。GVHD 是异基因造血干细胞移植死亡的主要原因之一,也是影响移植后生活质量的重要因素。大约 $40\%\sim$$50\%$ 的异基因造血干细胞移植病人发生 GVHD,肝、肺、皮肤及肠道等为 GVHD 好发部位。根据 GVHD 发生的时间可分为急性 GVHD(aGVHD)和慢性 GVHD(cGVHD)。从移植前预处理清除体内干细胞到供者干细胞植入免疫重建,病人处于容易感染的"窗口期",包括各种病毒及细菌。十余年来,研究显示肠道菌群可能与移植预后及 GVHD 发生密切相关。在正常情况下,正常健康的肠道菌群是多种多样的,以专性厌氧菌为主。处于稳态的肠道定植菌群参与调节机体免疫反应并且促进免疫

耐受。

在 GVHD 第一阶段,大剂量化疗及 TBI 损伤肠道内皮细胞,病人肠道黏膜屏障受损,且化疗导致机体免疫力低下,导致肠道细菌入血从而出现肠道及全身感染。感染作为一种始动因素,促进肠道局部及全身的炎症细胞释放多种炎性细胞因子如肿瘤坏死因子、白细胞介素-1 等,进一步上调病人体内抗原递呈细胞表面 MHC 抗原及黏附分子,从而促进供者 T 细胞对受者抗原的识别,使后者进一步活化形成 CD4＋T 细胞及 CD8＋T 细胞,攻击或者增强对正常组织细胞的攻击,导致 GVHD 发生。可能大家觉得我说的这些很难理解,简单来说,"血癌"病人做骨髓移植治疗后,容易出现肠道损伤,引起 GVHD。

有研究显示,大剂量化疗后,肠道菌群组成发生一定的变化,表现为梭状芽孢杆菌和双歧杆菌减少及肠球菌比例增高,移植病人的变形杆菌数量增加,厚壁菌门数量减少。移植后发生肠道 GVHD 的病人,粪便中肠球菌的比例较不发生或者发生轻微 GVHD 的病人显著增高,尤其以发生急性肠道 GVHD 的病人为高。另一方面,肠道菌群参与 GVHD 发生可能与其代谢谱发生改变相关。正常的肠道菌群可通过产吲哚或者吲哚衍生物及将膳食纤维转化为短链脂肪酸(如丁酸盐)从而减轻局部炎症及增强肠道黏膜屏障功能。外源性补充吲哚衍生物及短链脂肪酸或者补充产丁酸盐的梭状芽孢杆菌均可减轻肠道 GVHD 反应。有研究显示,移植后肠道梭状芽孢杆菌比例高的病人,GVHD 发生率较低及反应轻微。

20 世纪 70 年代,科学家发现在无菌环境下,移植病人的 GVHD 发生率显著降低,提示 GVHD 可能与感染相关。后续临床上移植病人入仓前清肠及预防性抗感染治疗以降低 GVHD 发生,进一步证实了这个推测。但移植后应用广谱抗生素(如亚胺培南、西司他汀)的病人 GVHD 相关死亡率较未用广谱抗菌药物的病人略高,可能与广谱抗菌药物破坏肠道微生态平衡,导致移植后肠道微生物数量及多样性降低相关。除外常见的细菌感染可能与 GVHD 发生相关外,部分真菌与病毒感染亦被发现可能与严重的 GVHD 相关。

在治疗方面,经典的抗 GVHD 治疗以免疫抑制剂为主,如糖皮质激素、他克莫司及西罗莫司等。有部分病人对免疫抑制剂不敏感,疗效不佳。近年来,国内外已有医院开展新型治疗策略如粪菌移植(FMT)来治疗 GVHD。FMT 是一种可以快速重建肠道菌群的疗法,即将健康人粪便中的功能菌群移植到病人肠道内,从而达到重建具有正常功能的肠道微生态系统的目的。目前已经有研究显示,移植后糖皮质激素依赖或者难治的病人给予 FMT 治疗可以恢复肠道微生物的多样性,缓解急性肠道 GVHD 症状,显示了良好的疗效,但是长期效果暂时还不明确,有待进一步研究。最近,有一系列 FMT 治疗 GVHD 的临床研究正在进行。另外,外源性补充吲哚衍生物及短链脂肪酸可能促进肠道微生物稳态恢复,改善移植预后。我们期待此类新型疗法在不久的将来能够减少移植后 GVHD 的发生率,进一步提高恶性血液病的治愈率,为更多“血癌”病人带来福音。

（史玉叶）

重症医学科收治的病人大部分会有一个或多个器官出现功能障碍或者潜在器官功能障碍风险。近年来，重症医学的发展日新月异。与传统学科不同，重症医学强调的是把病人作为一个整体来治疗，重视器官与器官、器官与组织的相互关系，对于呼吸系统、循环系统、神经系统、泌尿系统等器官出现功能障碍的研究已较为透彻，形成较为成熟的治疗体系。但我们在治疗重症病人时，原发病得到很好控制，往往忽视了肠道功能的维护，导致胃肠功能障碍的发生，出现消化吸收障碍、肠道动力障碍、肠黏膜屏障受损、肠道菌群失调等，影响病人的救治，甚至加重病情，对病人的预后产生重大影响。所以，如何保护重症病人的胃肠功能已成为重症医学不可忽视的重要问题。

肠道是人体主要的消化吸收器官。病人处于危重状态时，常伴有持续炎症反应、高分解代谢，机体对能量及蛋白质需求增加。如果不能给予有效的营养支持，常导致病人营养不良、极度消瘦及免疫力低下等。病人易发生呼吸机依赖、伤口迁延不愈及脏器功能恢复迟缓，严重影响病人预后。危重病人优先推荐肠内营养，这符合人的正常生理代谢，同时能够修复肠黏膜屏障，预防肠道细菌移位。

肠道是重要的免疫器官，包括肠系膜淋巴结、巨噬细胞、免疫球蛋白等，是全身免疫系统的重要组成部分。肠道的免疫功能体现在阻止病原菌在肠道黏膜的黏附,吞噬病原菌,中和毒素,形成肠道免疫屏障。肠道是人体的微生态器官。肠道菌群可以帮助机体新陈代谢,调节免疫反应,维持黏膜屏障的稳态。如果失去共生微生物,我们也就失去了对入侵病原体的保护。重症病人常会出现肠功能障碍。在严重创伤、脓毒症、休克、缺氧等情况下,为了保障心、脑等重要脏器的功能,我们人体会自作聪明地牺牲肠道的供血。肠黏膜处于缺血缺氧状态,肠道上皮细胞能量供给不足,引起肠黏膜水肿、坏死、凋亡,肠黏膜屏障受损,通透性增加,肠道细菌及毒素入血,产生大量炎症介质,诱发炎症级联反应,最终导致多器官功能衰竭。

重症病人多卧床时间较长,肠蠕动减弱。当合并有腹腔感染或重症胰腺炎时,胃肠动力障碍更加明显。同时,镇静、镇痛甚至肌松药的使用使得胃肠蠕动进一步减弱,肠蠕动过慢甚至肠麻痹可引起肠道细菌在肠道内过度生长,继而出现肠源性感染。胃肠动力障碍严重时可引起腹内压增高,甚至发生腹腔间室综合征,腹腔高压可导致膈肌上抬,肺组织被压迫,出现肺不张,导致顽固性低氧血症。膈肌上抬也会导致胸腔内压增高,回心血量减少,心脏后负荷增加,出现循环衰竭。腹腔高压还可压迫腹腔脏器,压迫肠道,进一步加重肠功能障碍;压迫肾脏,导致急性肾功能不全。

人体肠道内存在大量的有益菌和致病菌,它们共同维护肠道的微生态系统。当这种平衡被打破,就意味着肠道菌群失调。重症病人常面临多种严重复杂感染,需要广谱抗生素或联合多种抗生素进行抗感染治疗。大量广谱抗生素的使用导致肠内优势菌受到抑制或被杀灭,肠道细菌的多样性和丰富性被破坏,致病菌、条件致病菌、真菌和耐药菌趁机繁殖,造成机会性感染及耐药菌感染,出现抗生素相关性腹泻,引起肠液丢失,机体脱水,严重电解质紊乱。

研究显示,重症医学科的病人肠道菌群多样性降低,致病共生菌丰度高。2018 年,科学家对 301 例重症监护病房的病人进行研究,分析入院时病人直肠菌群特征,与之后 1 个月内的死亡的关联。研究发现,入院时病人的直肠菌群与后续同种致病菌感染相关,提示直肠的菌群可能移位进入血液系统引起全身感染。如果病人直肠中有抗万古霉素肠球菌定植和肠球菌富集,那么之后病人死亡或者全身感染的风险明显增加。这些结果表明,重症医学科的病人在入院时的直肠菌群特征可预测病人后续死亡和感染风险。

对于重症病人,如何维护肠道功能?

1. 积极治疗原发病

维持肠道黏膜血液及氧气供应,减少镇静药物及抑酸药使用,尽早下床康复锻炼,有利于肠道蠕动。

2. 早期肠内营养

肠内营养可以增加肠黏膜血流,为肠黏膜提供营养输注,促进肠上皮细胞修复,刺激肠蠕动,维护肠黏膜屏障完整性。因此,危重病人在病情允许时应尽早开放肠道行肠内营养治疗。

3. 益生菌

补充有益细菌可以修复失调的肠道微生态系统,维护肠黏膜屏障。

4. 粪菌移植

粪菌移植通过重建肠道菌群治疗艰难梭菌感染导致的顽固性腹泻,已经得到普遍的公认。脓毒症及多器官功能衰竭病人同样存在肠道微生态失衡,是否也可以通过粪菌移植治疗需要进一步的研究。在强调精准治疗的今天,精确检测重症病人肠道菌群的变化,针对个体微生物群量身定制微生态干预措施,这可能是未来的研究方向。

　　肠道功能的维护是与重症病人的救治相辅相成的,其贯穿重症病人治疗的整个过程。关注肠道,利用好肠道,维护好肠道微生态系统,有利于重症病人更好的康复。

（安旭生）

　　早上一到医院,就看到李老爹和老伴坐在病房走廊椅子上等我们上班。李老爹 82 岁,有高血压、糖尿病、脑梗死、前列腺增生。一个星期前他半夜起床上厕所时跌倒了,当时觉得就是有点腰疼,也能下床走路就没在意。可能夜里这么折腾了一下受凉了,他开始打喷嚏、咳嗽,吃了点感冒药症状没改善,咳嗽越来越重,这两天还发烧了,人也越来越没精神,今天早上测了个手指血糖 21 mmol/L,觉得问题大了才来住院。平时就老两口住,老伴有高血压、冠心病,两位老人因为各种不舒服一年常来住三四次院,所以跟医生护士都很熟,子女忙不想麻烦他们,门诊要楼上楼下来回跑,还要排队,身体吃不消,老两口就直接来病房了。

　　随着老龄化社会的到来,我国老年人口比例逐年增长,老年人的一系列问题(多病共存、认知功能下降、骨质疏松、衰弱、营养不良)越来越凸显,照料需求和就医需求增加,不仅生活质量下降,同时也加重了家庭和社会负担。李老爹就是一个典型例子,他此次因跌倒出现腰疼,又因受凉感冒出现咳嗽、发热,继而引起血糖波动,考虑同时存在骨质疏松、肺部感染、糖尿病、高血压、脑梗死、前列腺增生,胸腰椎压缩性骨折、糖尿病酮症不排除。李老爹高龄,多病共存,进而需住院治疗。科技发展和医学进步使得人均寿命不断升高。研究显示,从 2000 年到 2015 年,全球预期寿命延长 5 年,而 16%～20% 的寿命处于疾病状态。因此,如何延长健康寿命、缩短老年病态的时间、减轻老年病态的严重程度成为未来文明社会面临的挑战。

延长寿命、健康衰老,这是有望实现的。首先,研究显示 100 岁以上甚至 110 岁老人老年病态的时间更短。因此,相对健康的晚年在生理上是可行的,假如能找到其潜在机制,则可以推广大众。其次,动物实验研究也显示出寿命的可延展性。目前研究显示基因、药物和环境的干预可延长寿命、改善功能丧失和老年病。

肠道菌群被认为是人体的另一个"器官"。随着对肠道菌群研究的深入,我们发现肠道菌群与人体多种疾病有关(如糖尿病、肥胖、炎症性肠病、认知功能下降、帕金森病、心血管疾病、肿瘤等),同时也与衰老有关。衰老引起的胃肠功能改变如胃肠动力失调、胃酸减少、肠道神经系统变性改变,显著影响肠道菌群的组成和功能。衰老伴随着牙齿脱落、食欲差、嗅觉味觉减退,这些问题导致膳食纤维摄入的量及种类不足,从而引起菌群多态性减少及营养不良。维生素 D 是影响衰老进程的一个重要因子,维生素 D 受光照影响,老年人皮肤脱氢胆固醇水平低于年轻人,这就要求老年人需要更多的户外活动才能产生足够的维生素 D,而老年人因行动不便、户外活动减少,因此老年人维生素 D 缺乏。维生素 D 缺乏影响肠道菌群的内稳态和钙吸收。老年人又因嗅觉味觉减退而不能摄取与年轻人等量的钙剂,钙摄入不足及吸收受限进一步可导致骨质疏松、脆性骨折,严重影响生活质量及寿命。此外衰老共病使得抵抗力差,反复感染、抗生素的频繁应用可引起肠道菌群的数量减少及成分的改变,进而影响肠道菌群多态性。随着年龄增长,肠道菌群构成逐渐被打乱,包括肠道菌群的多态性下降、益生菌减少、有害细菌增多,这些改变进一步引起炎症因子水平增高,进而损伤免疫功能、缩短寿命。此外,肠道菌群多态性的缺失增加衰弱、降低认知表现。体内炎症因子水平高的老年人显示出更衰弱、自主生活能力下降及更频繁的就医。

科学家做了小鼠实验研究,发现减少30%进食量的节食方法可延长小鼠寿命,这些小鼠的肠道菌群结构具有特异性,菌群变化与寿命相关。节食导致肠道乳杆菌属增加,该变化从节食第二天就开始出现,然后一直保持,直到在节食14天后达到20%。从节食小鼠中分离出一株细菌(L. CR147),进行移植后发现,L. CR147可改善老年小鼠肠道多样性,延长小鼠寿命。因此,科学家提出假设,肠道菌群可能是抗衰老干预的靶点。当然,这个研究还没有在人体中进行,还需要进一步做临床试验。

为了使个体拥有更健康、更有抵抗力和更多态性的肠道菌群,研究者们提倡田园生活方式、摄入足够量及种类多样化的膳食纤维、补充肠道益生菌。其中补充肠道益生菌有望恢复因衰老、生活方式等引起的菌群变化。过去几十年的研究已经建立了衰老及老年相关疾病和肠道菌群的联系,研究者有望在以后的研究中找到相应靶点加以干预来延长寿命、治疗衰老相关疾病。

（张 灵）

第三部分
炎症性肠病

01 第一节
什么是 IBD？

炎症性肠病（IBD）是发生在肠道的慢性非特异性炎症，包括溃疡性结肠炎（UC）和克罗恩病（CD）。过去，IBD 在欧洲人种发病率较高。但近 20 年来，此类疾病在我国的发病率明显上升。有人预计，到 2025 年，我国 IBD 的病人数将达 150 万人。实际上，按照我们诊治病人的数量来估算，我国的 IBD 患病率远不止这个数字。IBD 的病因和发病机制尚未完全明了。传统认为，IBD 和遗传、免疫、感染及精神因素有关。有研究发现，肠道微生态失调（炎症、抗生素暴露及饮食改变可致）及食物中纤维素摄入减少等，均有可能导致 IBD 发生。

溃疡性结肠炎的主要症状是腹痛和脓血便，病情迁延或反复发作，易被误诊为细菌性痢疾。确诊须依靠结肠镜检查，镜下表现为直肠、乙状结肠乃至侵及全结肠的黏膜弥漫性糜烂、溃疡，周围黏膜呈颗粒样改变，易出血，部分长期病人可见肠腔狭窄、肠管缩短和假性息肉。病理表现可见隐窝脓肿或仅为非特异性炎症表现。克罗恩病发病人群多为青少年或壮年，表现为脐周或右下腹痛，多伴腹泻，常有消瘦、营养不良与贫血等伴随症状，部分会发生肛周脓肿、肛瘘、肠瘘、肠穿孔及肠梗阻等并发症。结肠镜、小肠镜或胶囊内镜下可见累及小肠（回肠末段明显）与结肠的节段分布溃疡，典型者为纵行的深溃疡，周围黏膜呈"铺路石"样改变。病理表现可见非干酪样肉芽肿或仅为非特异性炎症。

炎症性肠病(IBD)的治疗分为以下几点：饮食上以易消化、富营养的食物为主，忌生冷、刺激饮食。在活动期应避免高纤维素、高脂肪食物。药物治疗以水杨酸制剂(柳氮磺吡啶、美沙拉嗪等)、糖皮质激素(泼尼松等)及免疫抑制剂(硫唑嘌呤、环胞素A、氨甲蝶呤等)为主。对于溃疡性结肠炎来说，一般前两类药物多有较肯定的疗效。但克罗恩病常须使用免疫抑制剂，方可充分控制病情。免疫抑制剂合并肠内营养，对克罗恩病有确切疗效。另外，生物制剂(如 TNF-α 抑制剂)可极大地改善病人生活质量，但价格昂贵，在我国尚未能普遍使用。值得一提的是，一些新方法在不断研究之中，如白细胞吸附疗法、干细胞移植治疗、粪菌移植新技术等，对于难治性 IBD 已经取得了一些很好的疗效，为 IBD 的临床治疗开拓了新的道路。

（吴尚农）

第二节
IBD 的相关因素：
吸烟和感染

炎症性肠病(IBD)的病因和发病机制尚不明确。目前观点认为,促进 IBD 发生发展的环境因素包括吸烟、感染、肠道菌群、精神状态、现代生活方式、饮食、体育锻炼、污染等多种因素。从胚胎孕育到成人,我们的生长发育过程经历了多种多样的环境因素。母乳或奶粉喂养、饮食、抗生素使用、自然环境等,都有可能是 IBD 发病的原因。在环境因素、遗传因素、免疫因素等多种因素复杂作用下,IBD 会发生、发展、复发。我们常会自问,为什么是我生了这个病？我与大家吃一样的饭,分享着一样的空气、阳光和水,甚至我们是双胞胎,为什么另一个"我"没生病？种种疑问并没有确切的答案。生病不是我们可以人为控制的。在目前病因不明、发病机制不清的情况下,我们唯有不断认识和把控,做最好的自己,不是吗？

吸烟是最早被发现的与 IBD 相关的危险因素。吸烟会加重克罗恩病病人的症状,增加克罗恩病发作次数和持续时间,还会增加 IBD 肠外疾病的发生率,增加外科手术的可能性。而戒烟可降低克罗恩病病人的激素使用量,提高免疫抑制剂的疗效。科学家跟踪研究了 573 位克罗恩病病人,发现持续吸烟的病人复发概率是非吸烟者的 1.53 倍,吸烟是克罗恩病复发的一个独立预测因子。也有研究认为,大于 40 岁的克罗恩病吸烟者的手术概率显著增加。由于缺乏认识、成瘾、社交需要等原因，许多克罗恩病病人仍然未戒烟。我们呼吁所有克罗恩病病人，重视吸烟对克罗恩病病情的危害，尽早戒烟有利于疾病康复。

吸烟对溃疡性结肠炎的影响与克罗恩病不同。烟草中的尼古丁有可能对部分溃疡性结肠炎病人有些许治疗作用，但吸烟带来的全身健康影响更应重视。与不吸烟的溃疡性结肠炎病人相比，曾经吸烟的溃疡性结肠炎病人更可能需要做结肠切除外科手术来治疗溃疡性结肠炎。溃疡性结肠炎病人如果一味地吸烟，可能溃疡性结肠炎没治好，反而出现肺部问题。另外，吸烟对肠道菌群也有影响。研究发现，吸烟者的肠道菌群与不吸烟者有明显区别。因此，我们不建议既往没有吸烟史的溃疡性结肠炎病人开始吸烟，特别是青少年人群，尤其要重视。香烟盒上永远印有这句话：吸烟有害健康。

感染因素与炎症性肠病（IBD）的发生发展也密切相关。研究发现，如果儿童期很少接触感染，长大后出现免疫或过敏疾病的可能性会增加。儿童免疫系统尚未发育完全，接触外在"不干净"环境可能有助于儿童免疫系统的发育平衡，减少长大后免疫疾病的发生。有研究表明，童年期与兄弟姐妹一起生活居住在农村，成年期患 IBD 的概率会降低。儿童的肠道菌群是逐步完善的过程。童年期过多使用抗菌药物可能破坏肠道菌群的自然发展，导致菌群失调，可能增加了 IBD 的发生风险。所以，大家要重视抗生素的滥用问题，听医生建议，减少或避免不必要的使用。

寄生虫是人体强大的免疫调节剂。肠道寄生虫感染可负向调节自身免疫反应，维持肠道免疫平衡。现代社会的我们，追求过于干净的生活环境，接触寄生虫的机会被有意无意地剥夺了。有人认为，清除肠道寄生虫后，IBD 发病率有增高趋势。曾有学者用寄生虫来治疗 IBD 病人，研究结果显示其中一部分病人的肠道炎症减轻。目前这个仅限于国外的科学研究，全世界还没有用寄生虫来常规治疗 IBD 病人。所以，告诫 IBD 病人千万不可自行尝试，盲目地在自己身上做试验是非常危险的。

可能有的病人看到网络上的信息，说国外有人研究出副结核分枝杆菌感染与克罗恩病（CD）的发病相关。目前来说，对于这个观点，医学界没有给予认可，或者说这个说法暂时还没有充分的科学依据。我们中国学者曾对克罗恩病病人进行多种方法检测，均未发现副结核分枝杆菌，这提示副结核分枝杆菌可能与我国克罗恩病的发病没有相关性。除了细菌、寄生虫，还有病毒、真菌等病原体感染，也是炎症性肠病（IBD）发生发展的相关因素。感染因素可能是 IBD 发生的重要因素之一。

IBD 的病因是多因素、多环节协同作用的结果。相信随着医学技术的发展，IBD 的发病机制将被逐步阐明。深入研究这些因素的作用机制和关键分子靶点，将有助于研究者寻找到更有效的 IBD 治疗药物。

（宋　伟　王宏刚）

溃疡性结肠炎临床表现

溃疡性结肠炎(UC)的临床表现包括消化道症状、全身反应和肠外表现。消化道主要症状是反复发作的腹痛、腹泻和解黏液脓血便。大多数溃疡性结肠炎呈慢性经过,发作与缓解交替,少数病人症状持续并逐渐加重。

1. 消化道表现

(1)腹痛:多为轻至中度腹痛,常为左下腹隐痛,也可累及全腹。轻者可无腹痛或仅有腹部不适,重者如并发中毒性巨结肠或炎症波及腹膜,可有持续剧烈腹痛。常伴有肛门坠胀,便意频繁及排便不尽感,便后腹痛可缓解。

(2)腹泻和解黏液脓血便:溃疡性结肠炎活动期最重要的临床表现。大便次数及便血量与溃疡性结肠炎病情轻重有关。轻者每天排便 2～3 次,便血轻或无。重者每天排便 6 次以上,便血明显。

(3)其他症状:可有腹胀、食欲不振、恶心、呕吐等消化系统非特异性症状。

(4)体征:轻到中度溃疡性结肠炎活动期病人一般仅有左下腹轻度压痛,重度病人可有明显压痛。如果出现腹肌紧张、反跳痛、肠鸣音减弱等体征,需注意中毒性巨结肠、肠穿孔等并发症可能。

2. 全身反应

（1）发热：一般出现在中至重度溃疡性结肠炎（UC）活动期病人，呈低至中度发热。高热多提示病情进展、严重感染或并发症存在。

（2）营养不良：表现为消瘦、贫血、水肿等，多出现在重症溃疡性结肠炎或病情持续活动者。

3. 肠外表现

肠外表现包括关节炎、结节性红斑、坏疽性脓皮病、巩膜外层炎、前葡萄膜炎、复发性口腔溃疡等。骶髂关节炎、强直性脊柱炎、原发性硬化性胆管炎可与溃疡性结肠炎合并存在。

4. 临床分型

按其病程、程度、范围及病期进行综合分型。

（1）临床类型：① 初发型，以前没有发生过，首次发作；② 慢性复发型，临床上最多见的类型，是指溃疡性结肠炎病情缓解后再次出现类似症状，大多数病人表现为发作期与缓解期交替。

（2）疾病分期：分为活动期与缓解期。活动期按严重程度分为轻、中、重度。① 轻度：一般指每天排便次数<4 次，便血轻或无，脉搏正常，无发热及贫血，血沉<20 mm/h；② 重度：一般指每天大便次数≥6 次，便血明显，体温>37.8 ℃、脉搏>90 次/分，血红蛋白<75％正常值，血沉>30 m/h；③ 中度：上述指标介于轻度与重度之间。

（3）病变范围：① 直肠炎（E_1）；② 左半结肠炎（E_2），病变范围在结肠脾曲以远；③ 广泛结肠炎（E_3），病变累及结肠脾曲以近或全结肠。

（马天恒）

克罗恩病大多起病隐匿缓慢,发病早期往往症状不典型,诊断困难,有时需要数年才能确诊。克罗恩病病程呈慢性进展,活动期与缓解期交替,迁延不愈。少数克罗恩病病人急性起病,如急性腹痛、高热、消化道大出血等。克罗恩病的主要特征是腹痛、腹泻和体重下降。克罗恩病临床表现复杂多变,可累及全身多系统。

1. 消化道表现

(1)腹痛:是最常见的症状。多数为右下腹或脐周痛,间歇性发作。查体常有腹部压痛,多位于右下腹。如果腹痛持续加重、伴有反跳痛及肌紧张,提示炎症波及腹膜或腹腔内脓肿形成。

(2)腹泻:粪便多为糊状,可有血便,但腹泻和黏液脓血便不如溃疡性结肠炎常见。病变累及下段结肠或直肠肛门者,可有黏液血便及里急后重感。

(3)腹部包块:多由肠粘连、肠壁增厚、肠系膜淋巴结肿大、内瘘或局部脓肿形成所致,大多位于右下腹或脐周。

(4)瘘管形成:克罗恩病较为常见且较为特异的临床表现。肠道炎症较重,溃疡深,穿透肠壁全层至肠外组织而形成瘘管,简单说就是肠子出现一个洞,形成慢性肠穿孔。肠瘘有内瘘和外瘘之分。内瘘与其他肠段、肠系膜、膀胱、输尿管、阴道等相通,外瘘与腹壁或肛周皮肤相通。肠段之间内瘘形成,可能导致食糜来不及消化吸收,导致顽固腹泻,加重营养不良。肠瘘通向的组织因粪便污染可致继发性感染。外瘘或通向膀胱、阴道的内瘘均可见粪便与气体排出。

(5)肛周病变:包括肛门周围瘘管、脓肿及肛裂等病变。有时肛周病变可为本病的首发症状。不少克罗恩病(CD)病人在疾病早期可能仅表现为肛瘘。

2. 全身表现

克罗恩病的全身表现比溃疡性结肠炎(UC)多,主要有:

(1)发热:与肠道炎症活动和继发感染有关。间歇性低热或中度热较为常见,少数病人为间断高热。有的病人开始生病时就表现为间断发热,原因不明,诊断不清,很长一段时间后才出现典型的消化道症状。另外,克罗恩病病人出现高热应注意合并感染或脓肿形成可能。

(2)营养不良:由慢性腹泻、食欲减退及慢性消耗等因素所致,表现为体重下降,伴有贫血、低蛋白血症和维生素缺乏等。

3. 肠外表现

克罗恩病肠外表现与溃疡性结肠炎相似,但发生率较高,以复发性口腔溃疡、皮肤结节性红斑、关节炎及眼病较常见。

4. 临床分型

(1)临床类型:可分为非狭窄非穿透型(B_1)、狭窄型(B_2)和穿透型(B_3)以及伴有肛周病变,各型可有交叉。

(2)病变部位:分为末段回肠(L_1)、结肠(L_2)、回结肠(L_3)

和上消化道(L_4)。

（3）严重程度：根据临床表现的严重程度和并发症，计算克罗恩病疾病活动指数（CDAI），用于区分疾病活动期与缓解期、评估病情严重程度以及治疗后的疗效判断。

（马天恒）

口腔科门诊来了一位年轻的病人小李,他紧锁双眉,面带痛苦地诉说着自己的病情。小李说,他有口腔溃疡病史两年多了,反复发作,以往一周左右基本溃疡能长好,可这一次溃疡已经一个多月还没愈合。小李服用了维生素 C、维生素 B$_6$,还抹了中药粉都不管用。他咽口水都疼,更别提吃饭了,而且最近还有反复发热的现象。接诊小李的口腔科王主任让小李张嘴,只见小李口腔内侧黏膜多个表面凹陷的溃疡,最大的一个直径约 1 厘米,表面覆盖着黄色的假膜,周围黏膜明显充血。王主任考虑小李的口腔溃疡为复发性重型阿弗他溃疡,但没有急下诊断,而是接着问:"你除了口腔溃疡还有其他哪里不舒服吗?"小李说:"医生,我平时肠胃也不好,以前得过肛周脓肿,平时一吃路边摊特别容易肚子疼,最近饮食已经特别小心了,但肚子疼得更频繁了。解过大便肚子疼就会好些。"听完他的描述,王主任眉头一皱,告知小李,他的口腔溃疡跟拉肚子有点关系,建议转到消化科就诊。后来,小李在消化科做了肠镜和 CT 检查,确诊为克罗恩病。经过一段时间的治疗后,小李的口腔溃疡基本愈合了。

上述这个病例是炎症性肠病(IBD)典型的肠外表现之一:复发性口腔溃疡。IBD 的肠外表现有时会早于 IBD 本身的典型症状出现。约有 25%～40% 的 IBD 病人有肠外表现,其发生机制可能与自身免疫等多因素相关。因为 IBD 累及的脏器较多,这类病人可能会更早出现在消化科以外的其他各个科室门诊。那么,除了复发性口腔溃疡,还有哪些肠外表现呢?

皮肤表现:炎症性肠病(IBD)皮肤损害以结节性红斑、坏疽性脓皮病多见。结节性红斑与 IBD 疾病活动有关,女性居多,多表现为下肢伸侧高出皮肤的红色结节,且常伴有压痛。坏疽性脓皮病多见于溃疡性结肠炎病人,同样多见于下肢,但通常在 IBD 发病后出现,多表现为溃疡和脓包。增殖性脓皮炎—脓性口炎是 IBD 的特异性标志。不同于其他皮肤病变,该种表现多见于年轻男性克罗恩病病人。另外还有少见的急性发热性嗜中性皮病(sweet 综合征)。

眼部病变:2%～5%的病人可有眼部疾病,其中巩膜炎、前葡萄膜炎、结膜炎常见。临床上可表现出视物模糊、畏光、眼部烧灼感、疼痛或痒感、充血、视敏度下降等。巩膜炎常提示 IBD 疾病活动,葡萄膜炎会影响到视力,严重可导致失明。另外,角膜炎、视网膜血管炎、虹膜炎等也可见于少数 IBD 病人。

肝胆病变:常见并发的肝胆疾病有原发性硬化性胆管炎(PSC)、脂肪肝、IgG4 相关性胆管炎、胆结石、慢性肝炎、胆囊炎、肝硬化、胆管癌等。其中 PSC 较为常见,最终可发展为肝硬化。约有 70%～80%的 PSC 同时患有 IBD,但只有很少部分 IBD 病人累及肝脏发展为 PSC,约占 1.4%～7.5%。PSC 在溃疡性结肠炎病人中更为多见。

骨关节病变:包括外周关节炎、强直性脊柱炎和骶髂关节炎等。外周关节炎为非对称性的,常累及单个大关节,如膝、踝、腕、肘关节,有时可累及多个关节。临床表现为关节红、肿、热、痛。病程较短,但可反复。IBD 治疗后关节痛症状可好转。强直性脊柱炎多见于男性病人,属于 HLA-B27 相关性关节炎。骶髂关节炎病人表现为腰骶部疼痛或者无症状。这两种骨关节病变一般不随 IBD 的缓解而好转。

呼吸系统疾病：炎症性肠病（IBD）合并呼吸系统疾病相对较多。不同于其他脏器病变，IBD 在用药后或者停药后出现肺部疾病较为多见，包括肺炎、哮喘、支气管扩张、细支气管炎、间质性肺炎、类嗜酸性粒细胞性肺炎等。

除上述的几种常见肠外表现外，IBD 病人亦可影响其他系统。血液系统病变主要是各种类型的贫血，其中缺铁性贫血多见。另外还有免疫性溶血、血小板减少、骨髓增生异常综合征、静脉血栓等。泌尿系统病变包括肾结石、间质性肾炎、肾小球肾炎、肾脏淀粉样变性、尿路瘘管形成等。内分泌系统病变包括生长发育障碍、青春期延迟、性腺功能减退、胰岛素抵抗、代谢性骨病、自身免疫性甲状腺疾病等。

总之，IBD 的肠外表现涉及全身多个脏器。全面认识 IBD 的肠外表现，无论是对疾病的早期诊断，还是对疾病进展和治疗预后的评估，都有着重要意义。

（张佳玲）

　　炎症性肠病(IBD)病人几乎都需做肠镜检查。肠镜检查一般有非麻醉肠镜和无痛肠镜检查两种方式。非麻醉肠镜检查，顾名思义，就是病人不使用麻醉药，在清醒状态下完成结肠镜检查的方式。在检查过程中，病人可能会感觉到腹胀、腹痛等不适，大多数人可以耐受。做肠镜检查时，如果病人表现出痛苦不适，医生会相应地调整，不会轻易继续进镜，这样病人痛苦会减轻一些。

　　前几年，选择非麻醉肠镜检查方式的病人相对多一些，但近些年随着无痛舒适化内镜的推广，越来越多的病人，特别是年轻病人，更愿意选择无痛肠镜检查。无痛肠镜是指麻醉师给病人静脉注射麻醉药，使病人进入睡眠状态，医生利用这个时间进行肠镜检查。检查结束后，病人很快能苏醒，全程不会有痛苦感觉。

　　IBD病人行肠镜检查前，一般应常规口服清肠药清洁肠道，常用聚乙二醇电解质散作为清肠药，一般不推荐磷酸钠盐、甘露醇等对肠道刺激较大的清肠药。按医嘱使用清肠药，喝药后适当活动，肠道准备的效果以病人排出无渣水样便即可。若有禁忌证或病情严重不能使用清肠药时，可行清洁灌肠准备肠道，甚至部分病人不需清肠，直接进镜，边冲洗边观察。

　　活动期IBD病人的肠道黏膜炎症明显，组织脆弱，容易出血，肠镜检查存在一些风险，包括消化道穿孔、出血加重、感染和败血症等。美国研究者发现,每 1 000 例 IBD 病人中平均有 14.6 例行结肠镜检查 1 周内发生并发症,有 38.2 例在肠镜检查 30 天内发生并发症。因此,在检查前医护人员应告知病人可能存在的风险,病人应知晓并理解,签署知情同意后才可开始结肠镜检查。

根据我们的经验,有一些注意事项需提醒大家。建议检查前一天晚餐进食少渣易消化的流质或半流质,尽量勿食用绿色蔬菜或西红柿、西瓜等带渣带籽食物。检查时,病人应左侧卧位,屈髋屈膝,检查中医生可能会根据需要变换适宜体位。检查后 1~2 日病人可以根据需要进食软食,避免坚硬、刺激性饮食。如果结肠镜检查时医生取了活检病理,当日和次日宜进食更易消化的半流质饮食。部分病人在肠镜检查后可能出现腹痛、腹胀等不适,建议轻揉腹部,促进肠蠕动以肛门排气,可缓解不适症状。如果检查后病人有腹痛腹胀持续不缓解,请及时到医生处诊治。如果病人做的是无痛肠镜检查,检查后需在内镜复苏室休息至少半小时后方可离开,其间需有家属陪同。因无痛肠镜检查会使用麻醉药物,部分病人检查后常存在定向障碍,24 小时之内应避免驾驶机动车辆,禁止从事机械操作、高空作业、商业谈判等。

需要说明的是,目前评估炎症性肠病(IBD)疗效的方式除了结肠镜,还可以选择粪钙卫蛋白、CT 或磁共振、血炎症指标(血沉、C 反应蛋白等抽血化验指标),但这些方式都是间接反映炎症控制情况,无法明确观察肠道溃疡愈合。结肠镜仍是评估溃疡黏膜愈合的最重要的检查方法,这是其他方法无法替代的。结肠镜检查虽有痛苦,但舒适化内镜的发展给 IBD 病人带来了更好的诊治体验。希望更多 IBD 病人获益于结肠镜检查,更好地康复。

(孙素华)

炎症性肠病（IBD）分为溃疡性结肠炎和克罗恩病，两者的内镜下表现各不相同。因为IBD常累及消化道多处部位，因此进行全消化道的内镜检查往往能提供更全面的信息。IBD治疗后需定期复查内镜再评估病情，内镜观察有无不典型增生出现，监测癌前病变。对一时无法确诊的病例需定期观察治疗后内镜下的形态变化以随时补充诊断。这些内镜检查手段包括各种电子胃肠镜、染色内镜、放大内镜、小肠镜、胶囊内镜和超声内镜等。

先进的内镜NBI和FICE技术通过特殊滤光技术，可清晰显示黏膜表面细微结构，清晰观察黏膜及黏膜下毛细血管网，清楚显示腺管结构，有利于病变的腺管分型、血管分型和病变边界的确定。放大内镜技术目前可达到放大100倍，而更新的细胞内镜放大倍数甚至可达到1 000倍，可以达到观察细胞的水平。色素内镜是用特殊染色剂如靛胭脂、结晶紫等喷洒肠道黏膜后，可以清晰显示黏膜腺管结构和边界，使病变形态和范围更加清晰，对于一些不易发现的病变更有价值。超声内镜可以显示病变的深度，根据肠壁增厚的情况对IBD进行严重程度分级，肠壁越厚往往炎症越重。

溃疡性结肠炎的内镜下表现主要是局限于黏膜层和黏膜下层的炎症，多从直肠开始，一般呈连续性、弥漫性分布。在急性发作期,肠镜下可以观察到黏膜血管纹理模糊、紊乱或消失,黏膜充血、水肿、质脆、出血斑、糜烂、溃疡等,表面可见到脓性分泌物附着,黏膜脆性增加,肠镜触碰后黏膜易出血,亦常见黏膜粗糙,呈细颗粒状,严重者可见管壁僵硬,管腔狭窄。溃疡性结肠炎缓解期可见黏膜萎缩、瘢痕形成、结肠袋变浅、变钝或消失、假性息肉等,有时可见黏膜桥形成。病变可累及全结肠,大约有20%病人可出现盲肠至回肠末端的连续性炎症,也就是倒灌性结肠炎。出现倒灌性结肠炎往往提示溃疡性结肠炎病情易反复发作。病程超过10年的结肠炎病人黏膜癌变的概率会增加。

溃疡性结肠炎在结肠镜下的评估有很多标准,其中Mayo评分广泛用于临床和科研。结肠镜下活检对于诊断溃疡性结肠炎也是非常重要的。对于病程超过10年的病人,多点活检更加有必要,以排除局部黏膜出现不典型增生或癌变。应用先进的内镜技术,发现可疑病变,行精准活检,可减少以往盲目活检带来的准确性差、损伤较大等缺点。

克罗恩病(CD)在内镜下的特征表现为非连续性病变、纵行溃疡和卵石样改变。病变呈非连续性、跳跃性分布,病变肠段之间的肠黏膜基本无异常。病变发生的部位主要在回肠末端和右半结肠,也可分布整个消化道。其溃疡特征为口疮样不规则溃疡,即阿弗他溃疡,严重者溃疡呈匐行性溃疡,沿肠管纵轴走行而成纵行溃疡。溃疡病变之间的肠黏膜增生、肿胀、低平隆起等形成卵石样改变。黏膜局部愈合后与周围黏膜之间可形成黏膜桥样改变,以及息肉样改变。克罗恩病进展到一定时期,可出现不同程度的消化道管腔狭窄,可发生在小肠和结肠,多发、节段性分布,而一旦狭窄出现偏心性、边缘僵硬、结节样改变等,需排除癌变可能。此外,消化道瘘的发生在克罗恩病中更为常见,部分克罗恩病病人常以肛瘘首先被发现。

由于克罗恩病累及全消化道,小肠、胃等均可出现相应表现。小肠镜下表现可见多发跳跃性、节段性分布的溃疡、卵石样和狭窄等改变。食管可见单发或多发溃疡,形态不规则,结节样改变,部分可出现食管狭窄、黏膜桥形成。胃部可出现溃疡、胃窦狭窄、炎性息肉样增生及黏膜桥形成、十二指肠狭窄等。胶囊内镜和小肠镜对小肠克罗恩病(CD)的检查帮助较大。

对于炎症性肠病(IBD)治疗效果的内镜评估,强调内镜下的黏膜愈合。黏膜愈合指内镜检查所见肠道黏膜完全恢复正常或完全愈合。内镜下黏膜愈合提示 IBD 治疗效果好,临床复发率降低。而没有达到黏膜愈合的病人往往提示对治疗的反应性较差,需要进一步升阶梯治疗。

IBD 病人后期并发症包括狭窄、瘘管、脓肿等,甚至出现上皮内瘤变及癌变。因此,IBD 病人可以选择内镜微创手术作为治疗并发症的一种有效手段。

附一例溃疡性结肠炎(UC)病人的肠镜表现:

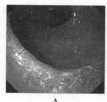 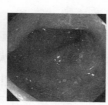 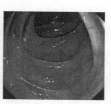

A	B	C

该病人结肠黏膜充血、水肿、糜烂,浅表溃疡形成,表面可见到脓性分泌物附着,病变呈连续性分布,位于直肠和乙状结肠(图 A、图 B),而结肠的其他部位黏膜光滑(图 C)。

（潘　峰）

08 第八节 IBD 的 CT 检查

炎症性肠病（IBD）的影像学检查包括 X 线钡餐及 CT 检查。全腹部 CT 或者小肠 CT 造影，正逐步取代钡餐检查。溃疡性结肠炎和克罗恩病从影像学上有时诊断比较困难，需结合临床、肠镜及其他检查。

1. 溃疡性结肠炎

其表现与病程发展的早晚有关。早期，病变常有刺激性痉挛收缩，肠腔变窄，结肠袋变浅甚至消失，肠管蠕动增强，钡剂排空加快，黏膜皱襞粗细不均、紊乱甚至消失。溃疡形成时肠壁外缘呈锯齿状、尖刺样改变，溃疡较大时可穿至肠壁，外突呈领扣状或"T"字形溃疡。息肉形成时可见黏膜粗乱，腔内有大小不等的充盈缺损。进一步发展至晚期则肠壁广泛纤维化，肠腔狭窄、缩短，结肠袋形状消失，边缘僵直，收缩期及舒张期显示不清呈水管状。严重的并发症之一是中毒性巨结肠，应拍腹部平片。若结肠扩张直径达 5.0 cm，应严密监控，一般多累及横结肠。病变发展可见肠壁内气体，继而发生局限性穿孔或游离穿孔。

2. 克罗恩病

其表现根据病程的早晚及受累部位而各异。早期仅有黏膜粗乱变平,肠壁边缘不规则及痉挛性狭窄等。病变发展到一定程度可表现为:肠管狭窄呈长短不一、宽窄不等的纵行溃疡;正常肠管与病变肠管间跳跃存在;病变轮廓不等,呈一侧僵硬凹陷,对侧肠管轮廓外膨,并伴有假憩室样囊袋状结构;多发结节样切迹,由肠黏膜下水肿与炎症造成,切迹间为尖刺状钡剂滞留影,轮廓不规则、狭细;卵石征,由纵横交错的裂隙状溃疡围绕水肿的黏膜形成,弥漫分布于病变肠段。克罗恩病可出现瘘管或窦道,可有肠内瘘、肠壁瘘或通向腹腔及腹膜外的窦道,造影剂检查可见分流表现。克罗恩病可见节段性小肠壁增厚,增强CT能更清晰地显示病变肠管的影像改变。小肠CT造影有助于诊断克罗恩病和评估病情。

3. CT 检查提醒

腹部肠道的 CT 检查需要空腹 4 小时后准备检查。为了更好地显示病变,大多数医院需服用高密度泛影葡胺充盈胃肠道。全腹部 CT 检查一般需服用 5 次药水。住院病人需于 CT 登记处领取 2 支 20 ml 泛影葡胺,每小时 1 次,每次半支(10 ml)兑 500 ml 白开水口服,在病房做好准备。为了方便门诊病人,CT 室中一般都有专门的给药水处,由工作人员每天准备好兑好的造影剂,并提供杯子,门诊病人按时服用即可。前 3 次喝药水后,病人有尿意可随时解小便。第 4 次时,病人需先解小便,再服用药水,有尿意后通知 CT 室专门的工作人员,并喝最后一次药水以备检查。

附一例溃疡性结肠炎病例的 CT（增强）表现

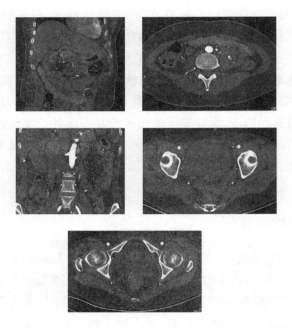

全腹部 CT 增强扫描冠状位及轴位：横结肠、降结肠、乙状结肠及直肠，管腔狭窄，结肠袋结构消失，黏膜水肿毛糙，呈锯齿状改变，黏膜层见明显强化。

（庄莹莹）

1. 溃疡性结肠炎的诊断

在门诊时不时会碰到这样的病人,每天解很多次大便,经常是一腹痛就要上厕所解大便,便后腹痛会有所缓解,大便不成形,会伴有黏液和血,有时伴有发热、消瘦、盗汗,影响生活和工作,很是令人烦恼。经过一系列检查,这类病人可能会被诊断为溃疡性结肠炎。溃疡性结肠炎的诊断主要依赖典型的临床表现和结肠镜检查。临床表现包括腹痛、大便不成形,伴黏液脓血,时有里急后重。腹痛多为轻至中度,一有痛感就要上厕所解大便,便后腹痛会有所减轻。病情严重时会伴有发热、便血,可伴有口腔溃疡和关节痛等肠外表现。大部分人起病缓慢,也有部分病人呈急性发作腹痛或便血。医生检查会按压腹部,疼痛部位应有按压痛。肠镜+活检病理是确诊溃疡性结肠炎的重要检查。肠镜典型表现为连续分布的弥漫性肠黏膜糜烂或溃疡,黏膜表面可见脓性分泌物附着,严重者可伴有黏膜桥及假性息肉形成,肠管缩短。病理常见黏膜表层糜烂,溃疡形成,肉芽组织增生,形成隐窝脓肿。

2. 临床分型

一般可分为初发型、慢性复发型,极少数为暴发型。初发型:指无既往史而首次发作,即第一次发病;慢性复发型:临床上最多见,病人患病时间长,反复发作;暴发型:指症状严重,伴全身中毒症状,可伴中毒性巨结肠、肠穿孔、脓毒血症等并发症,比较少见。各型可相互转化,如初发型可转化为慢性复发型,慢性复发型可突然加重为暴发型。

3. 严重程度分级

临床常用改良 Truelove 和 Witts 疾病严重程度分型,分为轻度、中度、重度。

改良 Truelove 和 Witts 疾病严重程度分型

项目	轻度	重度
粪便(次/天)	<4	≥6
便血	轻或无	重
体温(℃)	正常	>37.8
脉搏(次/分)	正常	>90
血红蛋白	正常	<75%正常值
血沉(mm/h)	<20	>30

注:中度是指介于轻度和重度之间。

4. 克罗恩病的诊断

克罗恩病病变可发生于消化道任何部位,临床表现与溃疡性结肠炎有所不同。临床表现多为腹痛、腹泻、腹块、瘘管形成和肠梗阻,可伴有发热、贫血、营养障碍及关节、皮肤、眼、口腔黏膜、肝脏等肠道外损害。克罗恩病大多为慢性起病,病程长,相对于溃疡性结肠炎诊断更为困难,从发病至确诊往往需数月至数年。克罗恩病缺乏诊断的金标准,小肠镜和结肠镜检查为诊断克罗恩病最准确的方法。内镜可见典型内镜表现为节段性分布的纵行裂隙样溃疡,偏向于一侧,黏膜呈铺路石样,活检病理见非干酪样肉芽肿可确诊。

WHO 推荐的克罗恩病诊断标准

项目	临床	影像	内镜	活检	手术切除标本
1. 非连续性或节段性改变		+	+		+
2. 卵石样外观或纵行溃疡		+	+		+
3. 全壁性炎性反应改变	+	+		+	+
4. 非干酪样肉芽肿				+	+
5. 裂沟、瘘管	+	+			+
6. 肛周病变	+				

具有上述 1、2、3 者为疑诊;再加上 4、5、6 三者之一可确诊;具备第 4 项者,只要加上 1、2、3 三者之二亦可确诊("+"代表有此项表现)。

5. 临床分型

克罗恩病常用蒙特利尔分型,根据确诊年龄、病变部位、疾病行为以及有无肛周病变进行分型。常根据病人的克罗恩病基本特征来进行临床分型的判断。

6. 严重程度判断方法

简化克罗恩病活动指数计算法

项目	0分	1分	2分	3分	4分
一般情况	良好	稍差	差	不良	极差
腹痛	无	轻	中	重	—
腹块	无	可疑	确定	伴触痛	—
腹泻	稀便每日 1 次记 1 分				
伴随疾病	每种症状记 1 分				

注："一"为无此项。① 伴随疾病包括关节痛、虹膜炎、结节性红斑、坏疽性脓皮病、阿弗他溃疡、裂沟、新瘘管和脓肿等。各项总分≤4分为缓解期,5～7分为轻度活动期,8～16分为中度活动期,>16分为重度活动期。

7. 溃疡性结肠炎与克罗恩病的鉴别

项目	溃疡性结肠炎	克罗恩病
症状	脓血便多见	有腹泻但脓血便较少见
病变分布	病变连续	呈节段性
直肠受累	绝大多数受累	少见
肠腔狭窄	少见,中心性	多见,偏心性
内镜表现	溃疡浅,黏膜弥漫性充血水肿、颗粒状,脆性增加	纵行溃疡、卵石样外观,病变间黏膜外观正常(非弥漫性)
活组织检查特征	固有膜全层弥漫性炎症、隐窝脓肿、隐窝结构明显异常、杯状细胞减少	裂隙状溃疡、非干酪性肉芽肿、黏膜下层淋巴细胞聚集

本节表格参考自《炎症性肠病诊断与治疗的共识意见(2018年·北京)》。

（周静芳）

很多病人在被诊断为炎症性肠病（IBD）时，首先是排斥自己得了这种病，然后就是怀疑误诊，会不会是其他的病呢？确实，有些 IBD 病人的临床症状不典型，确诊有点困难。所以，IBD 的鉴别诊断显得尤为重要。

1. 细菌性痢疾

细菌性痢疾是痢疾杆菌感染所致的肠道传染病。急性痢疾引起的症状与溃疡性结肠炎非常相似。慢性细菌性痢疾可反复发作或迁延不愈达 2 个月以上，表现为结肠溃疡性病变。细菌性痢疾的诊断主要依靠粪便化验。粪便中找到痢疾杆菌是确诊细菌性痢疾的关键。

2. 结肠癌

这是最需要排除的疾病。结肠癌的临床表现为排便习惯改变、腹痛、大便带有黏液、大便带血等，常需与溃疡性结肠炎和克罗恩病相鉴别。另外，IBD 有潜在癌变可能，特别是患病时间很长，病情控制不好的病人。最准确的鉴别方法是结肠镜检查及活检肠黏膜组织行病理化验。

3. 肠易激综合征

很多青年人,包括相当一部分医务工作者,由于工作压力大、睡眠质量差、饮食不规律、情绪紧张、焦虑等原因,会患有肠易激综合征(IBS)。IBS 是一种功能性肠病,表现为间断性腹痛、腹泻,大便带有黏液、无脓血,着急上厕所,排过大便后症状有所缓解。结肠镜检查一般无糜烂、溃疡等病变。

4. 肠结核

近年来,我国的结核发病率可能有上升趋势。肠结核多表现为右下腹疼痛,一般为隐痛或钝痛,可有腹泻或便秘,伴有午后发热、盗汗,肠镜可见回盲部溃疡,需与克罗恩病鉴别。所以,病人在疑诊 IBD 时,常需检查胸片、胸部 CT、结核菌素试验、干扰素释放试验等。肠结核在肠镜下的表现多为环形溃疡,而克罗恩病多为纵行溃疡。肠结核的活检病理特征表现为干酪样坏死肉芽肿,而克罗恩病则为非干酪样肉芽肿。但这两者往往没有典型表现,需要进一步诊断性抗结核治疗 3～6 个月,根据抗结核治疗的疗效才能进一步帮助鉴别诊断。

5. 缺血性肠病

缺血性肠病也是临床上较为常见的疾病,可表现为腹痛、便血。该病是由于各种原因引起肠系膜血管堵塞,肠黏膜供血不足,从而导致肠壁缺血,甚至坏死。一般多见于同时有糖尿病、高血压等基础疾病的老年人。临床表现与溃疡性结肠炎类似,最常见的是突发左下腹痉挛性疼痛,伴有便意,大便带血或血便,呈鲜红色或暗红色,血与粪便混在一起。结肠镜检查可见肠道片状缺血灶,病变边缘与周围肠黏膜界限较清楚。难以诊断时,需进一步查血管造影或者 CT 血管成像检查观察有无肠系膜动脉栓塞。

6. 恶性淋巴瘤

恶性淋巴瘤,特别是位于回盲部的病变,容易与克罗恩病混淆。我们偶尔会遇到误诊为克罗恩病的淋巴瘤病人。淋巴瘤早期缺乏特异性症状,内镜下表现也不典型,鉴别依赖于结肠镜或小肠镜活检黏膜病理化验来确诊。需要注意的是,炎症性肠病(IBD)病人在生物制剂治疗后,有发生淋巴瘤的风险。所以,定期复查胃肠镜或小肠镜是很有必要的。

7. 肠白塞病

白塞病是病因不明的以血管炎为基础的累及全身系统的自身免疫性疾病。部分病人反复发作口腔溃疡,迁延不愈,需考虑白塞病可能。该病累及肠道,称为肠白塞病,病情反复,临床表现无特异性。肠镜多见回盲部孤立的深大溃疡,呈椭圆形。活检病理可见血管炎。与克罗恩病鉴别有一定困难。肠白塞病复发率高,可引起消化道大出血、肠穿孔,需规范治疗并定期复查。

8. 隐源性多发性狭窄性小肠病(CMUSE)

这是一种病因不明的小肠慢性疾病,临床罕见,主要表现为反复发作的小肠梗阻,常伴有腹痛、贫血、营养不良等。CMUSE与克罗恩病临床症状极其相似,常误诊为克罗恩病。相对于克罗恩病,CMUSE形成的溃疡表浅,仅侵犯黏膜及黏膜下层,不侵犯肌层,没有肉芽肿形成,一般不发生穿孔。该病诊断困难,需排除其他各种引起小肠溃疡的疾病,治疗也较为棘手,激素治疗有效,但停药后容易复发,约一半的病人需激素维持治疗。如果反复发作肠狭窄梗阻,需手术切除部分小肠。

　　需与炎症性肠病(IBD)鉴别的疾病还有很多,如淀粉样变性、嗜酸性粒细胞性肠炎、过敏性肠炎、寄生虫感染、放射性肠炎等,甚至有少数病人终身无法确诊。肠道是复杂的,现代医学对肠道的认识还有诸多不足。

（石运涛　王宏刚）

炎症性肠病(IBD)治疗药物分为氨基水杨酸类、激素类、免疫抑制剂类、生物制剂类等,用于减轻肠道炎症,调节免疫,控制疾病发作,减少复发。

1. 氨基水杨酸类

20世纪30年代末,科学家将5-氨基水杨酸和磺胺吡啶通过重氮键相互结合,研制出柳氮磺胺吡啶(SASP),推动了氨基水杨酸类药物治疗IBD的研究进程。SASP可有效治疗IBD,是经典老药,但存在一些副作用,近年来逐渐淡出市场。目前市面上常用的是美沙拉嗪,是一种5-氨基水杨酸(5-ASA)制剂,可用于轻中度溃疡性结肠炎的诱导缓解及维持治疗,对轻度克罗恩病有一定疗效,但中重度克罗恩病疗效不确切。美沙拉嗪大多为缓释或控释剂型,使有效成分5-ASA尽量在回肠和结肠部位释放出来,保证药物的局部有效浓度,更好地发挥局部治疗作用。同时,5-ASA吸收进入血液的量也很少,使血药浓度保持在较低水平,这有利于减少药物副作用。5-ASA还有剂型包括灌肠液和栓剂。灌肠液适用于病变局限在直肠及乙状结肠者,栓剂适用于病变局限在直肠者。

2. 激素

激素广泛用于治疗炎症性肠病(IBD),对控制病情发作有较好疗效,但不能用于长期维持治疗,主要用于中、重度 IBD 的诱导缓解或经一线药物治疗无效的病人。常见的激素药物有氢化可的松、泼尼松、泼尼松龙、地塞米松、布地奈德等。长期使用激素容易产生多种副作用,如高血压、糖尿病、骨质疏松等,这些副作用所带来的危害并不亚于 IBD 本身,副作用大小与药物剂量和用药时间有关。IBD 症状缓解后,激素不能用于维持治疗,应按计划减量直至停用。滥用激素容易出现激素依赖和激素抵抗。激素依赖是指可能无法停用激素,一停症状就容易再发。激素抵抗是指激素疗效逐渐下降,加大剂量疗效也欠佳。

3. 免疫抑制剂

免疫紊乱是 IBD 发病的一个重要因素。免疫抑制剂从 20 世纪70 年代开始用于 IBD 治疗。免疫抑制剂起效较慢,有一些副作用,如骨髓抑制、肝损害。因此,服用免疫抑制剂的病人应定期复查血常规和肝、肾功能。

(1)硫唑嘌呤(AZA) AZA 可用于撤离激素后的维持治疗,能减少激素用量,帮助激素撤退,常用于 IBD 病人的维持治疗。AZA 的作用机制可能是调节淋巴细胞的免疫反应而发挥抗炎作用的。AZA 剂量不足会导致疗效不佳,但剂量太大又增加了副作用。因此,治疗过程中,病人应定期复查,医师应根据疗效和病人耐受情况调整药物剂量。药物副作用通常出现在用药 3 个月内,特别是用药第 1 个月最为常见。约 30%的病人由于不能耐受而被迫停药。因此,该药应在专业医师的指导下使用,需严格监控,防止严重不良事件出现。

(2)氨甲蝶呤(MTX) MTX 起效较慢,初次给药后 2~3

个月才能起效,主要用于炎症性肠病(IBD)维持治疗。氨甲蝶呤(MTX)能够有效控制慢性活动期克罗恩病病人的病情,并能预防其复发,但 MTX 对溃疡性结肠炎的疗效目前仍需要进一步研究。MTX 可用于治疗激素无效或者激素依赖的 IBD,也可用于对硫唑嘌呤不耐受的病人。

(3)沙利度胺 沙利度胺又名反应停,曾因致畸作用被禁用。后来发现沙利度胺对多种免疫疾病、血管炎,甚至恶性肿瘤都有一定疗效,可被用于治疗 IBD。沙利度胺被称为是穷人的"类克"。因为其价格便宜,治疗 IBD 疗效较好,目前使用该药的病人较多,但副作用也较为常见,如神经炎、嗜睡、过敏,孕妇禁用。

(4)环孢素 A(CsA) CsA 是一种具有强免疫抑制作用的脂溶性多肽,对 IBD 有较好疗效。CsA 是治疗难治性重症溃疡性结肠炎的可选择药物,能使一半的溃疡性结肠炎病人避免手术。CsA 可用于激素无效或激素依赖的溃疡性结肠炎病人。对于使用 CsA 治疗 3～7 天后无明显效果的病人应及时转变治疗方案。CsA 的副作用不容忽视,可导致肝、肾功能异常。在用药过程中,我们应严格监测血药浓度。

(5)他克莫司(FK506) 他克莫司是新型免疫抑制剂,其作用机制与 CsA 相似。研究结果表明,他克莫司的临床安全性较高,不良反应较小,已被用于难治性 IBD 的治疗选择。

4. 生物制剂

近年来,IBD 药物的研究进展集中在各种生物制剂的研发和临床试验上。英夫利昔单抗(IFX)是我国批准的首个用于 IBD 治疗的生物制剂。IFX 一般用于难治性或中重度 IBD,极大地改善了病人生活质量。不容忽视的问题是,英夫利昔单抗在使用的早期阶段疗效较好,随着时间延长,可能会产生抗体,导致 IFX 疗效下降,甚至失应答。还有一些生物制剂目前在国内尚未被批准用于炎症性肠病(IBD),但在国外的临床治疗中显示出较好疗效,如阿达木单抗、维多珠单抗。一些新型生物制剂和小分子药物的研发也在不断进行中。生物制剂疗效确实值得肯定,但其高昂的价格将很多 IBD 病人拒之门外。

IBD 的药物研发将是未来几年的热门话题。就我国现状而言,需要我们更多关注的是各类药物的规范化应用。"是药三分毒",IBD 药物在治疗疾病的同时,可能也会带来副作用。医师需更多地提升自己的专业知识水平,为众多 IBD 病人解决这些临床棘手问题。病人需加强对药物副作用的认识、疾病自我管理能力和心理适应能力,以充足的知识储备和良好心态迎接新药带来的治愈希望。

(沈　鹏　王　英)

炎症性肠病(IBD)的发生原因不明,有人说 IBD 是吃出来的,有人说是感染和炎症反应,也有人认为与免疫相关的。目前来看,IBD 应该是多因素共同作用的结果。老百姓说治病要除根,药到病才除。既然全世界还没研究清楚 IBD 的病因,那我们目前能做的就是好好控制病情,降低痛苦,减少复发。

我们国家的经济越来越发达,饮食方式也更加偏向西方化。现在是外卖横飞的"高科技时代",只有我们想不到的,没有买不到的。不用出门,拿出手机,想吃什么就点什么。但是要特别注意饮食,大鱼大肉、膨化食品、辛辣刺激的食物,每天都在手机屏幕上刺激着我们的味蕾,当然 IBD 病人要对此敬而远之。注意饮食不仅能减少 IBD 的复发,要素饮食还可以使我们受伤的肠道得到治疗。基于这些发现,科学家们研制了一种叫作"肠内营养"的物质,还根据肠道的不同情况和个人口味喜好配制出了不同的产品。有低脂、高脂的,低纤维、高纤维的,短肽、长肽的,有香草口味的,还有蘑菇口味的。其中百普力在临床使用较多,适用于胃肠功能障碍病人,对克罗恩病有治疗作用。活动期克罗恩病可予百普力鼻饲 3 个月,减轻肠道负担,帮助肠道溃疡愈合。其他还有能全力等不同制剂。能全素、百普素、安素是罐装粉剂,可以用水冲服,口感较好。肠内营养不仅改善了营养状态,也是克罗恩病的重要治疗方案之一,可以与克罗恩病的其他治疗药物联合使用。

炎症性肠病(IBD)是"炎症"性肠病,应该与炎症反应有关吧。这里所说的炎症不是感染。老百姓所认为的消炎药一般是青霉素、头孢类、氧氟沙星类抗菌药物,而 IBD 是非特异性的炎症性疾病。目前研究认为,IBD 不是某一个细菌感染导致的。

柳氮磺吡啶(SASP)是 IBD 的一种治疗药物,口服后在肠道内分解为 5-氨基水杨酸(5-ASA)和磺胺吡啶,其有效成分是 5-ASA。磺胺吡啶是 SASP 产生不良反应的主要成分,包括磺胺过敏、胃肠道反应(如恶心、呕吐、胃部不适及厌食等)、肝肾功能损害、生育能力下降、皮疹、粒细胞缺乏等。现在,随着药物研发的不断进展,SASP 因为副作用逐渐被美沙拉嗪替代。美沙拉嗪肠溶片一般在饭前口服,不可嚼碎,是轻中度 IBD 的一线治疗药物。美沙拉嗪还有栓剂和灌肠液,用于病变靠近肛门的病人。局部用药直接作用于肠道病变,对直肠和乙状结肠病变疗效更好,同时可以降低药物的副作用。美沙拉嗪不含磺胺成分,副作用明显少于 SASP,但也不是说绝对安全的。我们遇到一些病人口服美沙拉嗪后出现白细胞下降、转氨酶升高、皮肤瘙痒等副作用。这类病人虽然不多,但应该及时就医,调整治疗方案。

激素这个名词大家可能都听说过,大部分人不愿去使用激素,普遍认为激素的副作用很大。确实,长期使用激素的危害较多,如骨质疏松、股骨头坏死、消化道出血、二重感染、水钠潴留、高血压、血糖升高、情绪改变、痤疮等。但是,合理使用激素对 IBD 病人相当重要。可选择的适应证包括 SASP 或 5-ASA 治疗效果不佳、重度活动性 IBD、诱导 IBD 缓解以过渡至免疫抑制剂或生物制剂、局部病变的灌肠治疗等。需要注意的是,激素不能作为 IBD 的维持治疗药物,需按计划逐渐减量,直至停用。过快减量有可能导致 IBD 早期复发。

既然 IBD 与免疫有关,那么怎样能调节这种免疫反应呢?常用的免疫抑制剂叫作巯嘌呤类药物,主要用于激素无效或无法停用的活动期 IBD。但其起效慢,一般在用药 2～3 个月后才能达到最大的疗效。因此,临床常用激素联合硫唑嘌呤方案治疗 IBD。在 IBD 活动期,足量激素可以诱导疾病缓解,后续激素逐渐减量,硫唑嘌呤逐渐起效。这一序贯配合的治疗方案疗效确切,价格便宜,应该说基本所有病人都能负担得起这个治疗费用。但需要注意的是,病人要充分了解药物的副作用和定期监测复查的重要性。部分病人依从性差,不定期看医生,自行用药,这是非常危险的行为。使用硫唑嘌呤导致严重骨髓抑制的病人不在少数。免疫抑制剂常见的不良反应有骨髓抑制(白细胞减少、贫血、血小板减少)、肝肾功能损害(转氨酶升高、肾功能异常)、胃肠道反应(恶心、呕吐、腹泻)、药物性胰腺炎,此外还有导致恶性肿瘤的潜在风险(如淋巴瘤、皮肤癌、白血病等)。免疫抑制剂一般需长期口服,应整片吞服,不可切开服用。

现在,多种生物制剂的出现为 IBD 治疗提供了新的选择。英夫利西(IFX)在国内常用于中重度 IBD。当激素或免疫抑制剂治疗无效、激素依赖或不能耐受传统药物治疗时可考虑 IFX 治疗。如果是高危的 IBD 病人,应尽早考虑生物制剂。IFX 推荐剂量为 5 mg/kg,分别在第 0 周、2 周、6 周给药作为诱导缓解,随后每隔 8 周给药以维持治疗。IFX 在使用前应排除结核、活动性感染、恶性肿瘤等情况,因此,IBD 病人需在医生评估病情后指导使用并严密监测。IFX 不是神药。部分病人存在原发性和继发性失效,即一部分人用 IFX 疗效差,另一部分人开始用 IFX 效果好,后期逐渐失效。另外,昂贵的价格也是许多病人望而却步的原因。

(赵志飞　何　萍)

第十三节
常用化验指标

炎症性肠病(IBD)常见的化验项目有:粪便常规＋粪隐血、血沉(ESR)、C反应蛋白(CRP)、粪钙卫蛋白。

粪便常规是最直观且最简单的过筛检查项目。IBD可见脓血便,如脓液均匀混合于粪便中多提示右侧结肠炎症,脓液附着于粪便表面多提示左侧大肠炎症。IBD病人的粪便中可见白细胞、大吞噬细胞以及上皮细胞数量增多。但获得一份准确的粪便化验报告,需要做好充分的检查前准备工作。

(1)采集容器应清洁、干燥、有盖、无吸水和渗漏,如做涂片细菌检测则标本还要留存于灭菌、有盖的容器内。

(2)采集3~5 g(指头大小)含有黏液、脓血等异常成分的粪便标本1小时内送检。时间过长会使有形成分分解破坏或病原菌死亡而导致结果不准确。

(3)如果同时检测隐血试验,最好提前禁食动物蛋白,如猪血、鸭血,禁服维生素C及铁剂药品。

血沉作为评估IBD疾病活动的常用指标,在慢性炎症活动期血沉数值升高,病情好转则数值下降,非活动期血沉应正常。干扰血沉的因素较多,比如贫血时血沉可能增快,甲亢时血沉也可能增快。C反应蛋白是一种急性时相反应蛋白,由相对分子质量为 23.02×10^3 的5个多肽链亚单位组成。C反应蛋白在正常人血清中含量甚微,一般不超过8 mg/L。但在炎性疾病情况下,特别是细菌感染时,C反应蛋白几小时内迅速升高,并急剧上升,在24～72小时可达高峰。C反应蛋白上升速度、幅度及持续时间与炎症性肠病(IBD)严重程度有一定关系,且不受放疗、化疗、皮质激素等治疗的影响。血沉和C反应蛋白作为重要的炎症活动性指标,可以辅助判断IBD的疾病活动程度。每个医院的检测仪器和试剂不同,化验结果的参考数值也不一样。相对而言,血沉可能不如C反应蛋白准确。

粪钙卫蛋白(FC)是一种钙锌结合蛋白,主要由肠道中性粒细胞释放,在肠道中不容易被分解。粪钙卫蛋白在IBD的诊断及疾病评估方面的价值体现在三个方面。

1. 鉴别 IBD 和肠易激综合征(IBS)

在IBS和IBD早期可表现为相似的症状,区分较为困难。肠镜检查可比较准确地鉴别,但肠镜检查是侵入性操作,不便于鉴别这两种疾病。类钙卫蛋白是无创的、简单的检测方法。当以 50～60 $\mu g/g$ 为临界值鉴别 IBD 和 IBS 时,具有高的敏感性和特异性,再结合血常规里的白细胞、血沉、C反应蛋白等,适合作为疑诊IBD病人肠镜前的初步筛查及除外IBS的重要参考指标。

2. IBD 活动度评价

IBD活动度主要依据病人的症状、体征、实验室检验和内镜下肠道黏膜活检病理进行综合评价。实验室检验主要包括血白细胞、血沉、C反应蛋白、血小板计数、血红蛋白等,以上指标均证实与IBD的活动度具有一定相关性,但是特异性和敏感性较类钙卫蛋白低一些。类钙卫蛋白在截断值 57 $\mu g/g$ 时,IBD活动度评价的敏感性和特异性均可超过90％,尤其类钙卫蛋白水平检测结合内镜对IBD活动度评价,无论特异性、敏感性均优于传统血液学指标。

3. 评价 IBD 的治疗效果

炎症性肠病(IBD)病人治疗后,肠道炎症减轻,参与炎症反应的中性粒细胞数量减少,继而产生的粪钙卫蛋白浓度也下降。当 IBD 病情复发,粪钙卫蛋白水平会随着肠道黏膜中性粒细胞浸润而升高。因此,粪钙卫蛋白水平与肠道黏膜炎症程度具有正相关性,检验粪钙卫蛋白水平可以帮助判断 IBD 疗效。因此,粪钙卫蛋白是一个理想的非侵入、无痛苦、可反复检测、价格便宜、方便保存、易于被 IBD 病人接受的能较为准确反映结肠炎症的粪便标志物。

另外,IBD 病人常需定期监测血常规、肝肾功能。一方面,IBD 可能合并有其他脏器疾病,比如肝胆疾病,可能存在转氨酶升高等异常。另一方面,IBD 病人的治疗药物存在骨髓抑制和肝、肾损害的潜在风险。因此,在医生指导下,定期复查显得尤为重要。

(连建春)

"医生，请问这病理报告什么结论啊？"在病理科门口，一名30多岁的男性病人说，"报告上写着'黏膜慢性炎，部分腺体萎缩、不规则，黏膜下见隐窝脓肿；请结合临床排除炎症性肠病。'我最近老是肠胃不好，动不动拉肚子，有时候还便血，来医院做肠镜。医生说可能是溃疡性结肠炎，又让我做个病理检查，这最后到底什么毛病？是不是溃疡性结肠炎啊？"没等病理科的医生回答，另一位病人说道："我这报告也差不多，就写了'黏膜慢性炎，黏膜下见非干酪样坏死性肉芽肿样结构，请结合临床排除炎症性肠病。'也没看到具体是什么毛病，真是着急！这病理检查的目的是什么？都说让排除炎症性肠病，什么叫炎症性肠病？"

炎症性肠病（IBD）是病因不明的一类慢性非特异性肠道炎症性疾病，主要包括溃疡性结肠炎和克罗恩病。对于 IBD，正确的诊断和鉴别诊断是治疗的基础，病理是疾病诊断的金标准。在所有的化验和检查中，病理直接获得病变本身，能够更直接地反映病变的本质。在我国，病理科起步晚、发展慢、工作多、人手少，病理医生几乎都是"全科病理医师"，大多数精力还放在全身各系统的良恶性肿瘤上。对于 IBD 的病理诊断，全国大多数医院的病理科专业性还不够。病理亚专科的方向不够细致，绝大部分消化内镜活检病理诊断工作是由非胃肠病理方向的病理医生进行的。IBD 方向的病理医师更是少之又少，这就给炎症性肠病(IBD)的明确诊断带来许多挑战及困难。

内镜活检标本取材量小,通常如病理报告上描写:针头-芝麻大组织。一般活检只能取到黏膜浅层组织,有时能带有少量黏膜下层组织。IBD的黏膜炎症主要表现为结构异常和炎细胞浸润,即慢性炎症损伤及修复和急、慢性炎细胞的浸润。实际上,IBD并没有非常特异的组织学表现,并且随着药物治疗或疾病发展还会有很多变化。任何原因的慢性黏膜损伤都可以造成类似的表现。所以,IBD的可靠诊断应结合病史、临床评估、实验室检查、典型的内镜下改变、影像学检查以及病理检查,需要消化内科医师、影像科医师、病理医师和胃肠外科医师等协力合作。

溃疡性结肠炎通常位于直肠和乙状结肠,有的可累及整个结肠。显微镜下,溃疡性结肠炎病变主要位于黏膜和黏膜下层。在活动期,黏膜固有层炎症细胞增多,隐窝基底部有中性粒细胞聚集,随后腺腔内中性粒细胞聚集,出现隐窝脓肿。上述改变导致腺体进行性破坏、萎缩、再生,最终腺体形状不规则,并出现Paneth细胞化生。在缓解期,内镜下黏膜表现可正常,显微镜下改变轻微,可见腺体分支且不规则,出现Paneth细胞,中性粒细胞数目增加,以及黏膜固有层内出现脂肪细胞岛(不具有特异性)。本文所述的第一个病人,如果临床症状明显、内镜检查也倾向的话,结合其病理诊断结果,符合溃疡性结肠炎诊断。

溃疡性结肠炎主要与克罗恩病、感染性肠炎等鉴别。克罗恩病内镜下为跳跃性病变,肠黏膜呈鹅卵石样外观及纵行深溃疡,显微镜下可见含有类上皮细胞及多核巨细胞的非隐窝破裂性、非干酪样肉芽肿性炎,肉芽肿数量少,多位于黏膜下层,腺体结构扭曲且远离肉芽肿性炎症。由于克罗恩病的典型特征一般出现在较深部位,有些克罗恩病早期亦可出现隐窝炎、隐窝脓肿,有时病理医生也很难鉴别溃疡性结肠炎与克罗恩病。上述第二位病人的诊断倾向于克罗恩病，但要结合其病史、临床特征、内镜所见等综合判断。

判断炎症性肠病（IBD）的疾病活动度也很重要。临床表现和实验室检查是评估疾病活动度的主要手段，而活检病理可以提供更多信息。比如处于缓解期的病例，内镜检查和活检病理对疾病活动度的判断可能存在较大差异。内镜下看似正常的黏膜活检病理仍可能存在组织学炎症。IBD 专业医生所说的"达标治疗"，不仅是临床症状达标和内镜达标，还要注重活检病理的组织学达标。因此，IBD 的病理不仅可以用于 IBD 的诊断和鉴别诊断，还可以判断疗效，评估预后。

总之，病理在 IBD 的诊断、治疗以及病程监测中都有重要作用。有一点需要提醒，仅靠内镜活检的组织学来诊断 IBD 是不够的，容易误诊和漏诊，应充分结合临床，与消化内科、影像科等多学科 IBD 团队共同参与讨论，制定更适合病人的个体化诊治方案。

（刘　露）

15 第十五节 外科干预

炎症性肠病(IBD)的自然病程十分漫长,大多数病人需要在内科医生的细心指导下长期用药维持治疗,部分病人需外科干预。随着 IBD 病程延长,手术率也逐渐增加。因此,从外科角度去解析 IBD 的治疗很有必要。

1. 手术适应证

溃疡性结肠炎手术适应证主要包括:积极内科治疗的重度溃疡性结肠炎,内科治疗疗效不佳或药物不良反应严重影响生活质量者,合并大出血、穿孔、异型增生或癌变等并发症。克罗恩病手术治疗适应证主要包括:内科治疗无效者,纤维性狭窄伴有肠梗阻,合并大出血、癌变、脓肿形成、瘘管形成等并发症,儿童病人生长发育迟缓者。

2. 手术时机

在手术适应证中,内科治疗疗效不佳这一概念该如何把握?医师会在不同时间节点随时评估病人的严重程度,如果预期内科疗效差,IBD 专业医师应与病人共同制定下一步治疗方案,确需手术则不宜犹豫不决。IBD 是终生性疾病,目前无法治愈,外科手术目的主要是处理 IBD 相关并发症和急重症病人,使症状缓解,再通过药物进行维持治疗。IBD 病人做好充分的术前准备至关重要。回顾性研究发现,对于既往使用激素或有腹腔感染病史、伴有营养不良的病人,不恰当的手术时机可能带来包括肺部或腹腔感染、术后切口感染、吻合口愈合不良、肾上腺皮质危象及出血倾向等严重的并发症。所谓"磨刀不误砍柴工",围术期的处理通常需要两周以上甚至数月的时间来调整病人的状态。炎症性肠病(IBD)病人在出现如穿孔或消化道大出血等急性情况下,没有机会进行充分的围术期处理,术后并发症的可能性则明显增加。既然急性病人没有足够的时间进行术前的"备战",我们则需要从手术方式的选择上来减低并发症发生的风险。急诊手术最常用的手术方式是肠造口,即将病变肠管切除后,近端正常肠管的断端拖出至腹壁,形成一个人工肛门,让肠内容物暂时性改道从腹壁的人工肛门处流出,术中要避免进行肠吻合,以免术后出现吻合口瘘和腹腔感染。术后必须进行充分有效的营养支持,待病人一般状况改善后再选择时机进行肠造口还纳在内的确定性手术。总之,就是要遵循"损伤控制"原则,尽量缩小手术范围,采用分阶段手术的策略。

3. 手术方式

溃疡性结肠炎手术治疗的原则是切除结直肠段的全部原发病变。手术方式的选择主要依据以下几方面:病人年龄,全身疾病状态,病变范围、程度、急缓,是否癌变等。溃疡性结肠炎的主要手术方式有:

(1) 全结肠切除、回肠贮袋肛管吻合术(IPAA):目前治疗溃疡性结肠炎的首选方式,是将结肠切除后,在回肠末端做一贮袋与肛管吻合,该术式不适用于肛门括约肌功能低下、远端直肠癌变、急诊手术病人。

(2) 结肠次全切除及回肠造口术:该术式保留直肠残端,适用于急性重度溃疡性结肠炎、合并低蛋白血症、大剂量使用激素的病人。克罗恩病手术治疗原则是切除肉眼所见病变的肠段。前文已经提及急症病人的手术方式,而对于经过充分术前准备的病人而言,手术方式主要有:

(1) 肠部分切除术:因为肉眼观察没问题的肠管仍有病变可能,故一般断端要距离肉眼观察到的病变边缘 10 cm,以降低吻合口复发风险。

(2) 单纯短路手术:适用于有肠梗阻且病变范围广、病人条件差的病人。

4. 手术治疗常见问题

溃疡性结肠炎首选的手术方式是全结肠切除、回肠贮袋肛管吻合术(IPAA)。据统计,IPAA 手术死亡率在 1% 以下,但并发症发生率高达 30%。贮袋炎是 IPAA 术后的主要并发症,当出现包括便频、便血、便急、大便失禁等症状,我们建议通过内镜或者活检来确诊是否发生贮袋炎。克罗恩病外科治疗较溃疡性结肠炎复杂,需要考虑的问题包括腹腔脓肿、合并肠梗阻、瘘、吻合方式、吻合口狭窄等。

5. 多学科诊疗模式

多学科诊疗模式(MDT)是临床诊治炎症性肠病(IBD)的趋势。由内科、外科、检验科、影像科、病理科等专家组成的多学科医疗团队共同制定 IBD 整体治疗方案,从总体上把控方案的选择策略,更加有效诊治 IBD。

(夏天放)

溃疡性结肠炎始于炎症,随着炎症的进展,肠道的解剖结构将发生变化。药物治疗在诱导和维持炎症缓解及预防并发症中起主导作用。当发生并发症时,药物治疗效果有限,这时,内镜治疗的作用才更为突出。需经内镜治疗的溃疡性结肠炎并发症主要有:出血、结肠炎相关肿瘤及癌前病变、肠腔狭窄、窦道及瘘管。

1. 出血

肠道出血是溃疡性结肠炎的常见并发症之一。内镜下止血术是一种安全、有效、微创的治疗措施,特别适合于高危、高龄和不适合急诊外科手术治疗的病人。内镜下止血有多种方法,临床上根据具体情况选择合适的方法。

(1)药物喷洒法:主要适用于弥漫性出血为主的病变。

① 医用粘结剂:在组织表面形成膜状保护层而达到止血目的,尤其适用于多灶性弥漫性出血。喷洒前先注水清除血凝块,再用粘结剂直接喷洒至创面。

② 血管收缩剂:常用去甲肾上腺素溶液或肾上腺素生理盐水局部喷洒,对弥漫性渗血有效,如果出血量较大则只能起短暂止血或减少出血的作用。常用冷藏的预先配置的血管收缩剂喷洒,止血效果可明显提高。

③ 收敛剂:是一种强有力的收敛剂,可使血液凝固。对准出血点喷洒,适用于局灶性出血,用量少,效果好,但常出现肠痉挛,引起较剧烈的腹部绞痛。使用稀释溶液进行喷洒,适用于弥漫性渗血、腹痛反应减少。

④ 凝血酶:喷洒于出血病灶,使血中纤维蛋白原很快转变为纤维蛋白,形成牢固的纤维蛋白凝块而达到止血目的。对轻度出血最为有效,对喷射性动脉出血或静脉曲张出血无效。

(2)局部注射法:是用注射针刺入局部黏膜或黏膜下层,注入药物来达到止血目的。

① 硬化剂:利用硬化剂注入黏膜及黏膜下血管内或周围,使血管壁增厚、血栓形成或使周围组织纤维增生压迫血管而达到止血目的。用于局灶性出血,尤其是结肠静脉曲张和血管畸形。常用硬化剂是聚桂醇。

② 血管收缩剂:常用肾上腺素生理盐水在血管周围分处注射,使血管收缩,血流量减少,达到止血目的。但对较大病变出血,仅起短暂止血作用。

③ 无水酒精:适于搏动性血管性出血,在出血病灶周围注射。无水酒精局部注射对组织侵袭性比其他药物局部注射强,对溃疡显露性血管性出血的止血效果极好,但容易引起二次溃疡伴再出血或穿孔等并发症的发生,因此注射时应注意注射深度,并避免注入血管内。

(3)凝固止血法:是利用热效应使蛋白质凝固达到止血的目的。

① 电凝术:利用高频电流在局部组织产生热效应,使蛋白质凝固达到止血目的的方法。除了结肠静脉曲张引起的出血之外,其他局灶性出血都适用,成功率达 90%,是目前使用较广泛的止血方法。有报道称电凝术对小动脉出血也有一定止血效果。应避免电极对肠壁压力过大及连续性通电时间过长,使组

织烧伤面积过大且深而造成肠壁穿孔。

② 氩离子凝固术:是一种非接触性凝固技术,利用特殊装置将氩气离子化,将能量传递于组织起到凝固作用。非接触性治疗不会发生热探头和电凝极的组织粘连现象,故对黏膜有止血凝固作用。治疗范围广,治疗深度较浅,安全有效,可以在均匀的深度内进行烧灼。

(4)金属夹止血法:金属夹由一种特殊的金属制成,金属夹止血法是一种机械止血法。由于金属夹不引起局部黏膜凝固、变性和坏死,故可避免治疗后再出血或穿孔等并发症的发生。金属夹止血法适合下消化道血管性出血病变,如溃疡性结肠炎、息肉切除后出血和部分血管性病变等,无论哪一类出血,金属夹子的止血效果明显优于其他止血方法。

2. 结肠炎相关肿瘤及癌前病变

溃疡性结肠炎病人易并发结肠炎相关的肿瘤。内镜下治疗方法包括息肉切除术、内镜下黏膜切除术(EMR)和内镜下黏膜剥离术(ESD)。相关术式的选择主要是依据病变的形态和大小来决定的,对于孤立性息肉选择单纯息肉切除术即可,对于轻微隆起性的病变根据病变大小和范围可以选择 EMR 或 ESD,对于扁平病变或侧向发育性病变需要选择 ESD 将其完整切除。

(1)息肉切除术:利用高频电流通过人体时产生热效应,使组织凝固、坏死,从而达到切除息肉及止血的目的。根据息肉的形态可分为有蒂息肉和无蒂息肉两大类。对于有蒂息肉可用圈套器直接圈套的方法,以电凝为主。在电切前应调整好视野,充分暴露息肉,并牵拉息肉,使其离开肠壁,避免造成异常电流引起肠黏膜的电灼伤导致穿孔。如果蒂部较粗,可先用尼龙绳在蒂的根部结扎或是用金属夹在蒂的根部夹闭以阻断蒂部的血供后再行电凝电切。息肉切除后如果担心出血,可用金属夹将残端夹闭。对于广基息肉的切除需注意,治疗不当会引起出血和穿孔,采用先电凝再电切的方法可避免过度电凝引起的肠壁深层灼伤导致的穿孔,也可避免电凝不足引起的出血。

（2）黏膜切除术（EMR）:是结合内镜下息肉切除术和内镜黏膜下注射术发展而来的一种治疗方法,用注射针在病灶基部边缘黏膜下注射高渗生理盐水或肾上腺素生理盐水形成"水垫",使黏膜层与黏膜下层分离并充分隆起,再用高频圈套器完整切除病灶。用于消化道广基息肉、癌前病变、早期癌及部分源于黏膜下层和黏膜肌层的肿瘤。

（3）黏膜剥离术（ESD）:是指内镜下将病变黏膜从黏膜下层完整剥离的微创技术。首先确定病变范围,用针形电刀或氩气刀于病灶边缘进行电凝标记,然后于病灶边缘标记点外侧进行多点黏膜下注射,直至病灶明显隆起,再用电刀沿病灶边缘标记点外开黏膜并对黏膜下层进行剥离,直至完整剥离病灶。对于范围较大的轻微隆起性的病变、扁平病变或侧向发育性病变需要选择 ESD 将其完整切除。

3. 肠腔狭窄

肠腔狭窄可分为炎性狭窄和纤维性狭窄。纤维化狭窄是不可逆的病变。根据狭窄的类型选择不同的治疗方式,炎性狭窄可能仅需要药物治疗就能有效;对于长的狭窄（$\geqslant 4$ cm）,特别是具有多个管腔狭窄的,则常需要手术治疗;短的单纯性纤维化狭窄是内镜治疗的最佳适应证。内镜治疗方式多种,临床根据不同情况选择使用。主要的治疗方法有:球囊扩张术、针刀切开术和支架植入术。

4. 窦道和瘘管

溃疡性结肠炎病人窦道和瘘管的发生率不高。窦道一般起源于吻合口瘘或慢性脓腔,有盲端及非上皮组织覆盖,对于窦道的治疗是用针刀切开窦道开口进行内引流,使窦道转化为有上皮覆盖的憩室。瘘的结构与窦道不同,有两端开口并且常有上皮覆盖。瘘的治疗方法是关闭入口处的瘘口,开放出口处的瘘口,进行外引流,并用细胞刷清洁瘘管使其"去上皮化",最终达到关闭瘘管的目的。

近些年来,随着先进的内镜技术的发展,内镜下治疗溃疡性结肠炎已经成为新的有效的治疗手段,可以实现药物治疗难以达到的治疗需求,并尽可能地避免溃疡性结肠炎病人因为出现并发症而行手术治疗。

(谢　睿)

17

第十七节
克罗恩病内镜治疗

克罗恩病病情进展常引起肠道结构改变，出现的并发症与溃疡性结肠炎有所区别，主要包括狭窄、瘘管、脓肿、出血以及癌变等。克罗恩病的治疗手段目前仍以药物为主，但是药物治疗对肠道结构改变的作用很有限。因此，对于克罗恩病相关并发症常需外科手术干预，但外科术后并发症和复发率高仍是临床难题。近些年，随着先进的内镜技术发展，克罗恩病的内镜下治疗已经成为新的有效治疗手段，弥补了药物治疗和外科手术的不足。

内镜治疗目标主要包括：解除梗阻，引流，减少狭窄及瘘管造成的并发症，为药物和手术治疗提供过渡，减少手术的概率，减少癌变发生。目前，内镜治疗克罗恩病主要应用于四个方面：狭窄、瘘管、手术相关并发症、结肠炎相关肿瘤。

1. 狭窄

克罗恩病病变常累及结肠壁全层，肠壁增厚变硬，引起肠腔狭窄。狭窄可分为炎性狭窄和纤维性狭窄。肠壁水肿和炎性细胞浸润是造成肠壁增厚、管腔变小，引起炎性狭窄的主要原因。纤维性狭窄形成的过程是在慢性炎症基础上，聚集间质细胞、过度合成细胞外基质以进行组织修复，最终造成肠壁纤维化。两者的区别是肠道纤维化狭窄是不可逆病变。

肠腔狭窄的内镜治疗方式主要包括球囊扩张术（EBD）、针刀切开术和支架植入术。球囊扩张术（EBD）是内镜治疗克罗恩病狭窄的主要方式，使用最多的是经内镜水压性球囊，一般用于不合并瘘管和脓肿病人。EBD 可以用于结肠各个部位的狭窄及回结肠吻合口狭窄的扩张，比较容易进行，出血风险较低，但穿孔风险相对较大。直肠和肛管区域神经丰富，在前壁还有前列腺、阴道等生殖器官及其神经，因此 EBD 可能造成病人疼痛，甚至导致直肠膀胱瘘和直肠阴道瘘的发生。EBD 造成的撕裂常常不可避免，这是它的缺点之一。而针刀切开术在治疗纤维化、吻合口及远端肠狭窄方面更为有效，内镜操作者能够完全地控制切口的位置和深度，最大限度地降低穿孔及损伤邻近器官的风险。但针刀治疗对内镜操作者技术要求较高，需要有稳定操控内镜的能力。非覆膜肠道支架一旦植入就永久留在体内无法取出，因此一般只用于恶性狭窄。部分覆膜或全覆膜支架可用于克罗恩病引起的良性狭窄。

2. 窦道及瘘管

窦道一般起源于吻合口瘘或慢性脓腔，有盲端及非上皮组织覆盖，因此窦道的治疗方法是用针刀切开窦道开口进行内引流，使窦道转化为有上皮覆盖的憩室。针刀切开术也可用于肛直肠吻合和储袋—肛管吻合口的窦道，方法是切开窦道和储袋的共同壁，以金属夹沿切缘夹闭切开的窦道防止肠壁间的再通，并予过氧化氢（双氧水）局部喷洒清洁窦腔，再喷洒 50% 葡萄糖促进肉芽组织增生和纤维化。

瘘的结构与窦道不同，有两端开口并且常有上皮覆盖。瘘的治疗方法是用金属夹或 OTSC 吻合夹系统关闭入口处的瘘口，开放出口处的瘘口，进行外引流，并用细胞刷清洁瘘管使其"去上皮化"，最终达到关闭瘘管的目的。

内镜下注射术也用于瘘管的治疗。多西环素是一种抗生素,可以直接注射入瘘管导致局部炎症,进而出现纤维蛋白外渗和组织粘连,引起瘘管闭合。另外,临床上也可使用 50% 葡萄糖、纤维蛋白胶治疗瘘管。内镜下注射干细胞是最近发展起来的瘘管治疗技术,目前的研究对于其疗效及可能引发癌变的风险尚有争议。

3. 手术相关并发症

克罗恩病的手术后并发症是比较常见的,可大致分为两大类:阻塞性(狭窄)和吻合口瘘(瘘管、脓肿和窦道等)。对于术后引起的狭窄,同上述肠腔狭窄的治疗,包括球囊扩张术(EBD)和针刀切开术,但大多数病人需要反复进行内镜下治疗。吻合口瘘造成的急性脓肿或败血症,可以通过内镜引流、植入支架或内镜下金属夹夹闭等治疗来处理。

4. 结肠炎相关肿瘤

克罗恩病慢性黏膜炎症持续存在,有发展为结肠癌的风险,因此克罗恩病病人应定期接受结肠镜检查以监测结肠炎相关的肿瘤病变。内镜下治疗方法包括息肉切除术、内镜下黏膜切除术(EMR)和内镜下黏膜剥离术(ESD),尤其是 ESD 有助于实现组织标本的整块切除。相关术式的选择主要是依据病变的形态和大小来决定的,对于孤立性息肉选择单纯息肉切除术即可,对于轻微隆起性的病变根据病变大小和范围可以选择 EMR 或 ESD,对于扁平病变或侧向发育性病变需要选择 ESD 将其完整切除。

任何手术操作均有适应证和禁忌证。以下病人不适合进行克罗恩病内镜下治疗:严重营养不良,严重心肺功能不全,发生内镜并发症但不能耐受手术补救治疗者,急诊情况,合并使用免疫抑制物剂者。

内镜治疗的风险主要包括消化道大出血和穿孔,其他还包括直肠膀胱瘘、直肠阴道瘘、麻醉意外等。球囊扩张术(EBD)术后大出血较少见,大多数是自限性的,一般不需要进一步处理,迟发性出血更是罕见。EBD治疗克罗恩病狭窄引起穿孔的发生率为 $2\% \sim 4\%$,其相关危险因素包括合并黏膜的活动性炎症、糖皮质激素的应用、结肠吻合狭窄等。

总之,内镜治疗克罗恩病相关并发症是有效可行的治疗方法,但对技术要求较高。因此在治疗前应制订全面的方案,包括进行预期的内镜治疗,发生并发症时如何控制损伤和采取补救措施,有强有力的外科团队作为后备等。

(马士杰)

18

第十八节
白细胞吸附疗法

众所周知，炎症性肠病（IBD）并不仅仅是肠道内有炎症，其根本原因可能在于免疫系统出了问题。我们看到，IBD既有肠道本身的炎症病变，也有很多肠外表现，如关节、皮肤、眼球、肝胆等。可以说，IBD是一种全身性的免疫相关疾病，以肠道病变为主，表现为肠黏膜溃疡、出血、狭窄、肠瘘等。

20多年前，日本医学家发明了白细胞吸附疗法（CAP）。白细胞吸附疗法是一种治疗血液病和自身免疫病的血液净化新技术。白细胞吸附疗法通过体外分离白细胞（单核细胞、淋巴细胞、中性粒细胞等）、红细胞、血小板以及血浆置换去除"有害因子"，达到治疗疾病的目的。目前，治疗IBD的CAP技术主要为粒细胞/单核细胞吸附分离法（GMA）和白细胞分离法（LCAP）。尽管两种方法的分离装置不同，但均可通过去除体内活化的白细胞，减少炎症因子的产生，减轻肠黏膜的炎性损伤。简而言之，就是通过手臂上的两根血管进行血液净化。原理是通过这个净化器，将血液进行体外循环，选择性吸附并去除血液中的炎性白细胞，下调促炎细胞因子的数量。这种血液净化比肾脏的血液透析更简单、方便，一次治疗时间约1小时。经过吸附治疗后，血液将被回输人体。

白细胞吸附疗法多用于治疗中重度、激素依赖、激素抵抗、无效或不能耐受药物治疗的溃疡性结肠炎病人。随着白细胞吸附疗法在临床的逐渐应用，其适用人群范围不断扩大。有研究表明,症状轻、病程短、发病年龄小、未使用过激素、血常规示白细胞计数高的溃疡性结肠炎病人对白细胞吸附疗法治疗反应较好。需注意的是,有学者提出白细胞吸附疗法对小肠病变的克罗恩病病人可能疗效较差。

白细胞吸附疗法作为非药物治疗炎症性肠病(IBD)的一种方法,其安全性与有效性得到广泛关注。2011年,一篇系统分析文献分析了9项来自日本、欧美等地区的临床试验研究数据,证实了白细胞吸附疗法治疗溃疡性结肠炎是安全有效的。白细胞吸附疗法不仅促进溃疡性结肠炎的肠黏膜溃疡的愈合、降低复发率,对合并的肠外疾病也有一定的治疗作用。白细胞吸附疗法的短期不良反应包括头晕、头痛、面部潮红、恶心、呕吐、发热、皮疹等,对症处理后可好转,严重不良事件罕见。尽管白细胞吸附疗法短期内安全性较高,但长期安全性尚未证实。日本的一项研究将120例中重度溃疡性结肠炎随机分成两组:白细胞吸附疗法组和常规药物组,常规药物包括激素、柳氮磺吡啶及美沙拉嗪。该研究认为,白细胞吸附疗法治疗溃疡性结肠炎的疗效可能优于常规药物。

根据目前的临床研究,白细胞吸附疗法是较为安全且有效的治疗IBD的一种新方法,具有广阔的临床应用前景。但目前的临床研究大多来源于日本和欧美国家。白细胞吸附疗法在我们国内发展较为迟滞,可能是由于价格偏高,难以让大多数病人接受。在一些病人看来,这种只有尿毒症病人才用到的血液透析,怎么可以用在我身上? 我还没严重到那种程度。病人在心理上就难以接受。白细胞吸附疗法在我国全面推广暂时还有一些困难,但其不失为难治性IBD的一种可选择的治疗方法。白细胞吸附疗法对我国IBD病人的有效性和安全性尚无大数据报道,我们期待来自国内学者的更多更有说服力的临床研究。

(张　娟　杨晓钟)

19 第十九节
干细胞移植疗法

近年来,利用干细胞移植治疗炎症性肠病(IBD)逐渐成为国内外研究的热点之一。干细胞移植成为 IBD 临床治疗的一个新方向。

1. 干细胞

干细胞是一类具有自我更新、高度繁殖和多向分化潜能的细胞。目前可用于治疗 IBD 的干细胞包括造血干细胞(HSC)、间充质干细胞(MSC)、肠上皮干细胞等。肠上皮干细胞是最好的干细胞来源,但因为肠上皮干细胞来源很受限制,所以目前研究比较多的是造血干细胞移植(HSCT)及 MSC 治疗。

2. 造血干细胞(HSCT)

在干细胞治疗中,造血干细胞移植的应用较早且较为普遍。造血干细胞移植是通过放化疗或其他免疫抑制剂预处理,清除现有的异常免疫系统,然后将供者的造血干细胞输入病人体内,重建造血及免疫功能。简单地说,造血干细胞移植就是把健康人的种子细胞移植到病人体内,这些健康的种子能释放各种抗炎因子,调节免疫,使得受损的肠黏膜得以修复。

早在 1993 年,国外学者报道了第 1 例造血干细胞移植治疗克罗恩病达到临床缓解的案例。随后,干细胞移植治疗 IBD 的研究逐渐增多。2005 年,有学者报道了干细胞移植治疗 12 例难治性克罗恩病,其中 11 例通过自体 HSCT 获得临床缓解,达到很高的临床缓解率。

3. 间充质干细胞(MSC)

间充质干细胞是一种来源于中胚层的多能干细胞,具有分化成不同的间质细胞的能力。间充质干细胞的主要来源是骨髓,即骨髓间充质干细胞。此外,还有脂肪间充质干细胞和脐带间充质干细胞。间充质干细胞治疗炎症性肠病(IBD)主要用于管腔疾病和瘘管。前者主要利用了间充质干细胞的免疫抑制功能,而后者则利用了间充质干细胞的定植分化作用。

间充质干细胞治疗 IBD 尚处于临床研究阶段。我国学者曾报道一例采用脐带血间充质干细胞治疗溃疡性结肠炎病人获得较好疗效。研究认为,用间充质干细胞进行局部注射治疗克罗恩病的肛周复杂瘘,疗效较好且相对安全。对于无论是自体骨髓或脂肪来源的间充质干细胞,还是异体骨髓或脂肪来源的间充质干细胞,都有比较好的疗效。自体脂肪间充质干细胞疗效为 30%~83%,自体骨髓间充质干细胞疗效为 67%,异体脂肪 MSC 疗效为 50%,异体骨髓间充质干细胞疗效为 47%。

难治性 IBD 的治疗是一个巨大挑战。目前的研究数据显示出干细胞移植治疗 IBD 是一个很有前景的研究方向。但是,该领域还处于临床研究阶段,需要大样本的临床试验进行证实。我们有理由相信,随着医学的不断进步,IBD 病人总有一天能有机会治愈。

(张　娟　杨晓钟)

20 第二十节
IBD 与肠道菌群

　　健康人的肠道里有超过 1 000 种细菌。根据细菌对人体的作用可分为有益菌、有害菌和条件致病菌。常见的有益菌有双歧杆菌、乳酸杆菌等，它们可帮助消化吸收营养物质、合成各种短链脂肪酸（SCFA）、分解代谢有毒物质、调节免疫、维持肠道内环境稳态，从而达到保护人体健康的作用。条件致病菌具有两面性：在正常状态下与人体和谐共处，但在特定条件下，便会"反戈相向"，变成有害菌。肠道里的有害菌也是组成我们肠道微生态的一部分。就像这个社会一样，不可能所有人都是好人，也不可能所有人都是坏人。这些不同性质的人组成了我们这个复杂的社会。我们的肠道也是一样。在健康的肠道微生态系统中，有益菌、条件致病菌、有害菌三者和平共处，共同维护人体的健康，一旦这个微生态系统失衡，便会导致疾病的发生。

　　炎症性肠病（IBD）是由多种病因引起的肠道慢性炎症，肠道菌群可能是 IBD 发生和进展的一个重要因素。研究发现，与健康人群相比，IBD 患者普遍存在肠道菌群失调，表现为拟杆菌门、厚壁菌门的减少，变形菌门的增加以及菌群多样性的下降。普拉梭菌是肠道产丁酸的主要细菌，被证实在 IBD 患者肠道中显著下降，由于丁酸是结肠上皮细胞的主要能量来源，因此普拉梭菌的减少可能与结肠上皮细胞损伤有关。在疾病发展的不同阶段，肠道菌群的组成和丰度也存在差异。在溃疡性结肠炎急性期,患者肠道中的大肠埃希菌、肠球菌等有害菌显著增多,而双歧杆菌和乳酸杆菌则呈减少趋势。而在溃疡性结肠炎缓解期,这个变化趋势可能恰恰相反。在一项动物试验中,科学家发现特定基因敲除小鼠在无菌环境下不会患上结肠炎。因此,有人提出了"无菌无炎症"的学说,认为细菌在肠道炎症的发生发展中发挥了重要作用。

既然肠道菌群与炎症性肠病(IBD)的发生发展有着密切的关系,我们是否可以通过调节肠道菌群从而达到治疗 IBD 的目的呢? 目前临床上已开始研究益生菌、益生元、粪菌移植等方法来调节 IBD 病人紊乱的肠道菌群。

益生菌可用于 IBD 的辅助治疗,特别是肠道症状明显的一些患者,如腹泻、腹痛、腹胀,可能的机制如下:

(1) 益生菌与致病菌竞争营养物质,让致病菌"吃不饱",从而阻止致病菌的生长繁殖。

(2) 益生菌发酵肠道中的碳水化合物,为肠黏膜细胞提供能量来源——短链脂肪酸(SCFA)。

(3) 调节结肠上皮细胞因子的表达和细胞分化,修复受损的肠黏膜屏障。

(4) 降低肠道 pH,抑制致病菌的生长。益生菌对于溃疡性结肠炎患者的治疗和预防复发有一定的作用。例如,双歧杆菌治疗溃疡性结肠炎一段时间后,临床症状及肠镜下表现都有所好转。我们遇到一些 IBD 患者,只要吃某一种益生菌,病情就会控制很好,如果停药就容易复发。但是需要提醒的是,目前关于益生菌的研发还处于初步阶段,需要大样本和高质量的临床试验数据来进一步证明益生菌治疗 IBD 的临床价值。市面上可买到的益生菌产品较多,但品种相对单一。由于目前国际、国内对益生菌产品的监管缺失,导致许多益生菌产品在缺乏有效的临床试验数据的情况下,以保健药品的名义出现在临床应用中。我们需要警惕益生菌存在的风险，尤其是肠道深大溃疡、长期使用免疫抑制剂的患者。

益生元能促进肠道有益菌生长，通常被理解为是肠道菌群的"干粮"。益生元大多为寡糖，常见的有菊粉、低聚果糖、低聚半乳糖、水苏糖等。这些天然的益生元存在于高纤维食物中，包括水果、蔬菜和谷物等。益生元可调节肠道菌群的构成，改善炎症导致的肠黏膜损伤。有研究表明，益生菌和益生元联用可能对部分活动期克罗恩病有治疗效果。然而，有的研究却认为，活动期克罗恩病患者服用寡聚糖后肠道症状有所加重。因此，益生元对于炎症性肠病（IBD）的疗效尚待进一步研究。

近年来，随着对肠道菌群的深入研究，人们越来越认识到肠道菌群失调与 IBD 发病的相关性，因此通过粪菌移植（FMT）重建 IBD 患者肠道菌群成为一种探索性治疗方案，用于部分难治性 IBD 患者的临床治疗。

总的来说，IBD 患者肠道菌群容易失调，通过益生菌、益生元，甚至近年来研究火热的粪菌移植等方法来修复我们的肠道菌群，可能是未来 IBD 的一个治疗选择。科学家热衷于对肠道菌群的研究，但肠道菌群与 IBD 这两者谁是因、谁是果还不得而知。正如我们常会思考的一个问题，是先有鸡还是先有蛋，这个答案是否未来可期？

（王　寒　崔伯塔）

粪菌移植,英文为 Fecal Microbiota Transplantation,缩写为 FMT,是一项新兴的治疗技术体系,通过严格的供体筛选、优化的粪菌制备方法、科学的菌群移植途径、系统的安全性管理,以重建病人健康的肠道菌群,达到治疗疾病的目的,简单说就是将健康人的肠道菌群移植到患者的肠道内来治疗疾病。

其实,早在 1 700 多年前,我国医学家葛洪在《肘后备急方》一书里记载了用人的粪便治疗食物中毒。近现代老一辈医学家也曾利用粪便治疗疾病。但随着社会的进步和发展,这种传统的用粪便治疗疾病的方法已经无法适应现代人的美学需求。提到现代化粪菌移植,必须要知道这么一个人——张发明。他是消化内科学教授,博士研究生导师,南京医科大学第二附属医院肠病中心主任,南京医科大学整合肠病学重点实验室主任,南京医科大学转化研究院副院长。一系列的头衔挡不住他的另一个身份——国内现代粪菌移植第一人。2012 年,张发明教授在国内开展了第一例标准化粪菌移植临床治疗 IBD 的案例。此后,粪菌移植治疗 IBD 在国内外掀起研究热潮。

粪菌移植是一种重建肠道菌群的新策略。2013 年,粪菌移植被写入美国临床指南,用于治疗复发性艰难梭菌感染引起的腹泻,其有效率超过 90%。这是一个令人十分欣慰的数字。2015 年,张发明教授创立中华粪菌库,面向全国提供粪菌移植实施异地救援,治疗难治性肠道感染。可以说,在某些关键时候,粪菌移植可以救命。

也许你会看到新闻宣传,说某某医院正在招募粪菌供体,提供一次粪便给你多少钱。其实你不必想当然地认为这是一个"发财"的好机会。粪菌移植的粪菌供体需要经过严格的筛选。在人类的生长发育过程中,肠道菌群在婴儿期、儿童期、青少年期、成年期、老年期是各不相同的。如果你的年龄小于 10 岁或者超过 25 周岁,你就不是粪菌供体的最佳选择了。成为供体还要经过详细的问卷调查和严格的实验室化验筛查。最近几个月有过感冒、腹泻、发热都是不行的。抽血化验某些指标不正常也是不可以的。粪菌供体的筛查要求比献血高得多。也就是说,你符合献血条件,但不一定能达到粪菌供体的筛选要求。香港某机构曾公开招募粪菌供体,符合要求者不足 1/1 000。

近些年,粪菌的制备方法也不断发展。2014 年,张发明教授发明了世界第一套自动化粪菌分离系统(GenFMTer)。这套先进的设备推动了粪菌移植在国内的广泛开展。据不完全统计,目前我国已完成 10 000 例次的粪菌移植临床治疗。粪菌移植移植的途径包括口服粪菌胶囊、经鼻肠管注入粪菌、经胃镜注入粪菌至中消化道、经肠镜注入粪菌至全结肠,还有更为方便的 TET 管途径。各种途径和方法各有优缺点。

目前粪菌移植治疗炎症性肠病(IBD)还处于临床研究阶段。最近的一项系统回顾研究纳入了 18 项临床研究数据,评估粪菌移植治疗 446 例溃疡性结肠炎的临床疗效,结果显示粪菌移植可显著降低溃疡性结肠炎病人的疾病活动评分。另外,我国的一项研究显示,约一半的激素依赖型溃疡性结肠炎病人在重复粪菌移植治疗后获得临床改善,并脱离激素依赖状态,最长有效维持时间达到 18 个月。日本也报道 1 例对高剂量激素依赖的儿童溃疡性结肠炎,使用英夫利昔单抗治疗失败,通过多次粪菌移植治疗,成功诱导临床缓解并达到低剂量激素控制病情的状态。2017 年的一项研究结果表明,30 名经抗炎及免疫抑制治疗失败的溃疡性结肠炎病人,行结肠镜下粪菌移植治疗,3 个月后的临床及内镜缓解率达到 43%。我们团队也报道了一例对美沙拉嗪过敏的难治性溃疡性结肠炎病人,经过两次粪菌移植治疗后达到临床缓解,疗效显著。张发明教授团队报道了我国粪菌移植治疗 IBD 的较大样本数据。109 例溃疡性结肠炎和 139 例克罗恩病病人粪菌移植治疗后的有效率超过 50%,不良事件发生率在 20%以下。主要的不良事件是发热及腹泻、腹胀等腹部不适,大部分能自行好转。总的来说,粪菌移植是炎症性肠病的一个有效的治疗选择,总体安全性高。粪菌移植治疗 IBD 的疗效因人而异。如何优化粪菌移植治疗方案,提高疗效,降低不良事件发生,是科学家不断探索的问题。

截至目前,国际上已经发表四项高质量的粪菌移植治疗溃疡性结肠炎的临床随机对照试验,认为粪菌移植可作为溃疡性结肠炎安全有效的治疗方案。而粪菌移植治疗克罗恩病的临床证据相对较少,南京医科大学第二附属医院的研究发现,粪菌移植对部分难治性克罗恩病有治疗价值,可有效抑制肠道炎症,缓解患者症状,但还需要更大样本量的临床随机对照试验来进一步证实。值得注意的是,目前全国仅有少数大型医院开展了粪菌移植的临床治疗,但现在市场上已出现利用粪菌移植作为盈利手段的商业公司。在此我们提醒大家,粪菌移植目前仍处于临床研究,现阶段还不适合商业化发展。

我们期望中国菌群移植平台引领全球学者,推动菌群移植领域的快速规范化发展。

(杨晓钟　王宏刚)

第二十二节
IBD 与消化道动力障碍

消化道动力学异常与炎症性肠病（IBD）的发病关系逐渐成为现在的研究热点。胃肠动力相关的症状在活动性和非活动性IBD 中都非常普遍。胃肠动力障碍与 IBD 之间的关系是一个相当复杂的关系，并且与多个因素有关，主要与运动和感知异常相关。以下按照不同的部位来阐述 IBD 病人的消化道动力异常及其可能机制。

1. 食管动力障碍

IBD 累及食管虽然不常见（成人和儿童约占 5‰～8‰），但越来越受到重视，尤其是克罗恩病病人。患有吞咽困难的克罗恩病病人出现贲门失弛缓症样运动障碍。食管运动障碍是由于广泛的炎症纤维化引起的。另外，部分活动性 IBD 病人的胃食管反流症状比健康人群更常见，可以引起生活质量下降，增加焦虑和抑郁的发生。

2. 胃动力障碍

IBD 病人的胃十二指肠受累可见于约 15‰～20‰ 的病人。在 IBD 病人中可能存在胃和十二指肠的内镜下改变。研究发现，与健康人群相比，有症状的病人和结肠受累的病人胃排空明显延迟。有学者研究成人炎症性肠病（IBD）病人胃运动障碍的发病机制，结果发现胃排空紊乱在克罗恩病中最为明显。

3. 胆道动力障碍

在一些克罗恩病病人中，由于十二指肠运动减少，导致胆囊周期性收缩减少，胆囊中所含胆汁分泌下降，可能导致胆汁过于饱和而引起结石形成。因此，IBD病人的胆囊结石发生率比健康人群要高。

4. 肠道动力障碍

排便，即消化过程后残余内容物通过肛门排出，是所有人的生理现象。这种生理功能受到复杂的控制，涉及相关的神经肌肉通路。结肠运动显示出昼夜节律趋势，主要在白天出现，在早晨醒来、突然觉醒和饭后有显著高峰。结肠推进主要有两种传播方式：

（1）高振幅传播，主要是大量移动固体内容并开始排便反射。

（2）低振幅传播，其功能主要用于输送液体内容物和气体，并且与排气相关，通常由结肠扩张引起。一旦结肠内容物到达直肠，直肠壶腹的扩张和肛门括约肌的反射将相关的刺激发送到受试者的大脑，指挥是否排便。

IBD病人的肠道动力相关症状，与自主神经功能障碍和内脏感觉异常相关。大多数IBD病人出现肠易激综合征（IBS）症状（腹痛和不适、腹泻、便秘），这些症状通常源于导致异常运动和感知的小肠低度炎症。这些病人与IBS病人表现出相似的症状，炎症粪便标志物（粪钙卫蛋白）在这种情况下对这两者的鉴别非常有用。肠道炎症的作用不仅限于肠壁的黏膜和肌肉，还涉及肠内神经系统，包括Cajal间质细胞（ICC）。ICC是胃肠平滑肌的起搏细胞,能控制平滑肌收缩节律、蠕动方向和速度。目前已有研究证实,炎症性肠病(IBD)病人的肠道内 ICC 数量显著降低,这可能是导致肠道动力障碍的原因之一。有学者对溃疡性结肠炎病人结肠运动进行 24 小时测压,结果显示溃疡性结肠炎病人存在多种结肠动力紊乱,溃疡性结肠炎病人远端结肠各部位压力均较健康对照明显降低,节段性收缩作用减弱,加之肠黏膜炎症,不能充分吸收水和电解质,容易导致腹泻。同时,溃疡性结肠炎病人远端结肠感觉阈值、排便阈值、疼痛阈值均较正常人明显下降,意味着远端结肠敏感性升高。所以,少量的肠容物刺激即产生排便反射,导致便频、便急与腹泻、腹痛症状。

5. 肛管动力障碍

克罗恩病病人有异常的肛门直肠测压变量和直肠感觉,这可能与肛门受累导致的肛门收缩压力降低以及大便失禁密切相关。

由于控制消化道运动所涉及的生理机制很复杂,IBD 与动力障碍的关系仍不完全清楚。肠道动力与 IBD 的关系研究是今后的热点。探求 IBD 中潜在的发病机制,寻找调节 IBD 消化道动力学的更有针对性的药物,对于调整 IBD 的临床治疗策略是有意义的。

(马 刚)

越来越多的炎症性肠病(IBD)医生意识到营养干预对于 IBD 病人全程管理的重要性,IBD 营养治疗已成为新一轮的研究热点。2018 年,我国发布了 IBD 营养支持治疗专家共识(第二版),共识提出对 IBD 病人要常规进行营养风险筛查和营养状况评估。对于每个病人个体来说,了解自身的营养状况尤为重要。

营养不良主要分为三种类型:

(1)能量营养不良(消瘦型),表现为消瘦、皮下脂肪消失、肌肉松弛、头发干燥易脱落、体弱乏力等。

(2)蛋白质营养不良(水肿型),表现为周身水肿、眼睑和下肢水肿、皮肤干燥或有色素沉着等。

(3)蛋白质—能量营养不良(混合型),IBD 病人的营养不良多表现为混合型营养不良。病人初诊时应首先进行营养风险筛查。营养风险筛查的工具有多种,但是目前应用最广泛的是营养风险筛查工具(NRS - 2002)。NRS - 2002 评分主要包括营养状态受损评分、疾病的严重程度评分及年龄调整评分三部分,总分≥3 分,提示病人处于营养风险,医师和营养师应进行营养不良评估,分析营养不良类型,根据评估情况给予合适的营养支持治疗。

饮食、营养素、微量元素、肠内营养以及肠外营养(静脉输液)都可以改善病人的营养状态。但 IBD 病人个体差异大,需制定适合的营养治疗方案才能达到最佳疗效。

营养学界有句名言："只要肠道有功能，就应该使用肠道；即使部分肠道有功能，也应该使用这部分肠道"。通过肠内营养提供的能量只要达到总能量的 20%，即可达到维护消化道生理功能和肠黏膜屏障的作用。目前，关于炎症性肠病（IBD）能量需要量的研究还不多。有学者认为，IBD 疾病活动期能量消耗增加，但由于病人活动量减少，能量并不需要额外补充。疾病活动期间，蛋白质的需要量明显增加。为了维持正氮平衡，蛋白质的推荐量为 $1.2 \sim 1.5 \, g/(kg \cdot d)$。对于肠内营养制剂的选择，应充分考虑病人的病情需要。消化功能健全的病人，可选择价格低廉、口感相对较好的整蛋白型营养制剂。而有消化吸收障碍的病人，可选择蛋白质预分解的短肽型或氨基酸型营养制剂。当进行肠内营养干预时，病人应有耐心，因肠内营养起效较慢，可能需要 $4 \sim 8$ 周时间。在营养治疗期间，临床医师和营养师需动态监测病人的营养状况，根据监测结果及时调整治疗方案，提高营养治疗效果。

肠外营养是胃肠道功能缺失病人的可靠营养途径，一般用于肠内营养补充不充分、存在肠梗阻或有严重并发症的病人。将氨基酸、脂肪乳剂、碳水化合物等多种营养成分放在同一输液袋内进行静脉输注，可提高机体对营养物质的利用效率，减少不耐受情况的发生，还能降低营养液与输注管道污染的发生率。不同成分的脂肪乳剂具有不同的免疫调节作用，添加鱼油脂肪乳剂的脂肪酸可能有诱导缓解作用。

消化不良、吸收障碍、药物—营养的交互作用均会影响维生素 D、维生素 B_{12}、叶酸、矿物质以及微量元素的吸收。每日口服复合维生素制剂能够纠正大部分病人的维生素缺乏，但对于维生素 D、锌、铁缺乏可能需要有针对性地纠正。富含维生素 D 和锌的膳食可能对 IBD 有益。缺铁性贫血的 IBD 病人应补充铁剂,但口服过量铁(尤其是硫酸亚铁)会加重胃肠道不适,甚至改变肠道菌群。红肉中含有较多的铁,但进食过多的红肉对炎症性肠病(IBD)产生更不利影响。

最新的专家共识也指出,体育锻炼对 IBD 病人的情绪能产生积极影响。体育锻炼的强度应适当,有助于提高营养治疗效果,增加骨密度和肌肉含量,延缓疾病复发,而高强度的体育锻炼可引起短暂轻度的全身炎症反应,对控制 IBD 病情不利。

IBD 病人常会因为胃肠道症状和错误的饮食产生害怕和错误认识。病人从身边亲友、广播、网络媒体等途径获取的疾病建议,经常存在不准确或是夸大的现象,既容易加剧病人的焦虑情绪,也不利于自身疾病的管理。IBD 病人应积极参加相关疾病宣教,提高对疾病的认识,积极配合医护团队的规范化治疗,从而更好地与疾病和平共处。

(王　旸)

炎症性肠病（IBD）伴发营养不良在住院 IBD 病人中占 20%～85%。克罗恩病可发生在胃肠道任何部位，尤其是小肠容易受累，影响消化吸收功能，所以克罗恩病病人营养不良较溃疡性结肠炎更常见。在克罗恩病住院病人中，营养不良发生率为 50%～70%。在 IBD 活动期，超过一半的病人出现体重下降和低蛋白血症，伴有贫血、多种维生素和微量元素缺乏，并发症发生率显著上升。在克罗恩病病人中，低体重者占 65%～75%，低蛋白血症占 25%～80%，稍高于溃疡性结肠炎。

IBD 病人营养不良可能与多个因素有关。在疾病活动期，病人的基础代谢率高于健康人群，但能量摄入普遍偏低。一些治疗药物的胃肠道副作用加重了食欲缺乏。肠道吸收障碍是 IBD 病人营养不良的另一重要原因。IBD 常合并胆汁酸吸收不良，导致消化吸收不良、脂肪泻和肠道菌群失调。

IBD 病人需要时刻警惕营养不良以及由此导致的机体免疫能力下降和应急能力的削弱，应定期咨询营养师，由他们进行营养风险评估、提供专业的膳食管理和营养支持建议。

从营养学角度来看，IBD 病人需要知晓一些膳食建议。

1. 膳食纤维

膳食对于 IBD 的各个阶段均十分重要。建议克罗恩病合并肠道狭窄或溃疡性结肠炎急性发作的病人减少摄入不溶性膳食纤维。

2. ω-3 脂肪酸

病人可在医师和营养师指导下,尝试食用含 ω-3 脂肪酸的鱼油制品,其有拮抗炎症、降低炎症水平的作用,可提高 IBD 临床缓解率。近期研究显示 ω-3 脂肪酸可使缓解期 IBD 病人受益。市面上的鱼油制品鱼龙混杂,建议到正规医院或药店购买,如服用时间较长,需定期到医院监测各项指标,包括肝功能和凝血功能等。

3. 谷氨酰胺

谷氨酰胺可改善活动期克罗恩病的肠道黏膜通透性,病人可在医师和营养师指导下,尝试服用商品型谷氨酰胺。

4. 益生菌和益生元

益生菌可辅助治疗炎症性肠病(IBD),联合应用益生元和益生菌可能对 IBD 有益。对于缓解期病人来说,持续稳定的肠道菌群改造是一个长期过程,合生元(益生菌＋益生元组合)是相对容易实现的方法。临床上常用的益生菌商品细菌种类较少,菌量也有限,每包装约 200 万活菌,如果常用益生菌商品效果不佳,可尝试医用益生菌复合物或含益生元的医疗食品,其每包装内约有100 亿活菌,可能效果优于常用益生菌商品。

5. 营养素

IBD 病人由于肠壁黏膜细胞需要反复修复,锌制剂补充极为重要。部分病人由于慢性腹泻也会增加锌的丢失。病人需补充锌含量丰富的食物。另外，甘草锌或者葡萄糖酸锌等含锌制剂需要在营养师指导下使用。部分病人需要额外补充维生素B_{12}和叶酸，建议使用专用制剂，而不是普通的复合维生素制剂。

特殊医学用途配方食品（医疗食品），是指为满足特定人群需要，专门加工配制而成的配方食品。该类产品必须在医生或临床营养师指导下，单独食用或与其他食品配合食用。根据我国相关政策规定，医疗食品只能在医院和药店使用。其中，严格监管 12 种特殊医学用途配方食品之一的炎症性肠病（IBD）全营养素是 IBD 病人的福音。

IBD 病人的营养问题越来越受到重视，市面上营养产品种类也逐渐增多。对于不同类型（溃疡性结肠炎或克罗恩病）、不同时期（活动期或缓解期）、不同严重程度以及不同病变部位等等，如何选择适合自己的个体化营养干预方案，需要专业的 IBD 医师和营养师共同制定。

（沈　旸）

心情好坏对于炎症性肠病（IBD）病人的康复有重要作用。在临床工作中，我们遇到不少这种情况，两个病人同时来住院，病情轻重差不多，治疗方案也一样，唯独不同的就是病人的心理状态。一位开朗、乐观，另一位容易多想、焦虑，住院治疗后恢复情况前者好于后者。所以说，从对自己好的角度，病人应该保持良好心态和愉悦心情。

大多数 IBD 病人的心路历程可分为三个时期：忽视期、焦虑期和接受期。IBD 病人在疾病早期大多不会足够重视自己病情，认为腹痛、腹泻这些症状是普通胃肠炎，去药店买点药吃几天，能够去正规医院诊治的病人还不多，特别是我们农民人群。随着病情反复加重，出现黏液便、脓血便，甚至贫血、消瘦，影响正常工作和生活时才来医院就诊。这时，病人才初步了解 IBD相关知识，一时难以接受诸如"慢性病、治不好"这样的敏感词汇，往往产生愤怒、焦虑、抑郁，甚至绝望的心理状态。病人愤怒老天为何不公平，为什么让他生了这个病？这样的病人需要心理疏导，护士协助医生、帮助病人做好最佳心理护理措施。住院期间，护士与病人接触较多，应适宜地鼓励病人树立信心，以平和心态对待疾病，配合医生治疗。另外，建立 IBD 病友群也是很好的一种方式。根据我们本地区的经验，病友们在微信群里更能找到共同语言，医师、护士、志愿者共同参与指导病友康复，拉近医护患之间的关系,消除病人陌生感,减轻病人的焦虑抑郁情绪。在经历了不重视、焦虑、抑郁之后,病人慢慢地接受这个疾病,会很积极地调整好自己的不良心理。这一阶段的病人不仅能遵从医嘱,还有较高的预警行为,对可能诱发炎症性肠病(IBD)的危险因素尽量避开,比如刺激的饮食、不良的心理等等。IBD志愿者在这个过程中发挥了更加重要的作用。他们在病友群里开导新病人,去探望住院病人,讲自己的"抗战故事"。事实证明,病人与病人之间的交流更容易共情,亲身经历更有说服力。

不同时期的病人应接受相应的心理干预或自我修复。如果病人心理承受能力很差,拒绝一切外来的心理帮助,最终受伤害的还是自己。重视IBD病人的心理演变,以适当方式和时机进行心理干预,对病人家属也给予健康指导,形成多方位的心理照护,这对病人来说尤为珍贵。在此,我想对每一位IBD病人说,生病与否可能我们无法选择,但是控制病情我们完全可以,只要积极面对,一定会守得云开见月明。

(费云慧)

炎症性肠病（IBD）患者出院后的康复治疗需要足够重视。为了提高患者生活质量，更好地康复，我们建立了多元化的随访教育体系，包括出院后的定期电话随访、家庭跟踪随访、病友群微信平台、线下病友会等。医护人员主要从心理咨询、技术指导和健康教育三个方面进行干预。

（1）心理咨询：耐心倾听患者，介绍成功案例，增强患者信心，鼓励患者与家属、朋友、同事坦诚交流。

（2）技术指导：对出院后需要继续鼻饲或保留灌肠治疗的患者进行技术指导，告知操作要点和注意事项，加强宣教。

（3）健康教育：医—护—志愿者—病人四位一体，面对面交流，从疾病认识、饮食营养、心理疏导、自我管理等多方位健康教育，提高患者生活质量。

最近我电话回访了一位 36 岁女性溃疡性结肠炎病人，是她老公接的电话，当时他很不耐烦地挂断电话，导致回访失败。因为我平时随访很少遇到这种情况，所以将此汇报给护士长，决定改为志愿者（病人）帮助、医护家访的形式继续随访。同样是病人的志愿者与这位病人更有共同语言，志愿者经过家访初步了解到原因，原来是因为她的病情复发了，老公对她也有厌烦情绪。经过志愿者的疏导，这对夫妻才逐渐认识到自己的问题，抱怨和焦虑是没有任何帮助的。志愿者将情况反映给我们医护团队，我们又进行了专业的健康教育和心理疏导。她老公表态要做一位合格的患者家属，对我们的家访表示感激。看到这对夫妻有了信心，我们也很欣慰。

（费云慧）

炎症性肠病(IBD)病人在内镜检查前需要进行良好的肠道准备,肠道准备的质量直接影响内镜的检查效果。肠道准备是指口服或灌肠清洁肠道的方法,广泛用于消化内镜检查(结肠镜、胶囊内镜、小肠镜)之前。目前国内应用较为普遍的肠道准备制剂是聚乙二醇电解质散。那么,IBD病人该如何更好地准备肠道呢?

1. 检查前护理

(1) 与病人沟通,告知病人做内镜检查的目的、注意事项及检查过程中的配合要点。

(2) 指导病人提前1~2天进食少渣饮食,检查前一天晚进食无渣流质,检查当天早上不进食。

(3) 根据预约登记检查的时间,提前做好肠道准备。具体如下:检查前4~6小时将两盒聚乙二醇电解质散(各医院的药品可能不一样,具体以当地医院为准)溶于2 000 ml温开水中,首次服用500 ml,以后每隔15分钟服用250 ml。

(4) 病人适当活动,增强肠蠕动,直至排出无渣水样粪便。

(5) 肠道准备期间,注意观察有无腹胀、腹痛、心慌、虚脱乏力等情况。

(6) 少数重症或肠梗阻病人无法服药者,需灌肠准备肠道。

（7）告知病人检查时取左侧卧位，腹部放松，双手抱膝或屈膝，上肢可自由放置。

（8）可给病人观看肠镜检查示意图、科普视频等，缓解检查前的紧张情绪。

2. 检查后护理

（1）协助病人返回病房，卧床休息。做好肛周清洁。

（2）一般检查后即可给予无刺激性少纤维易消化的半流质饮食（如稀饭、面条）。如果做内镜下治疗及消化道出血病人需根据医嘱执行相应的饮食护理。

（3）注意观察有无腹胀、腹痛及排便情况，如发现异常需及时报告医生处理。

3. 肠道准备经验

临床上炎症性肠病（IBD）病人肠道准备不佳者不在少数，主要有以下几种原因：

（1）以便秘为主要表现，或合并有肠道狭窄的 IBD，因肠道动力异常，肠道结构改变，肠道准备清洁度可能不一定满意。经验：可以在检查前 1~2 天口服低渣制剂，检查前一天晚即开始口服聚乙二醇电解质散，间断服用至次日检查，必要时可根据情况增加酚酞等清肠药物。

（2）病人缺乏相关知识，在检查前一天进食了富含纤维的蔬菜或不宜消化的食物，肠道短时间内无法排尽。经验：住院病人应由护士提前告知饮食等相关注意事项，门诊病人应由预约中心、内镜中心充分告知，可以发放纸质版材料温馨提示。

（3）病人未能按要求将清肠制剂服用完，或服药时间过快引起腹部不适致呕吐，达不到清肠目的。经验：部分病人凌晨即开始服药，之后容易睡着忘记服药，护士可交代病人做好闹钟提醒,以免错过肠道准备耽误检查。

(4) 肠道准备后较长时间未行检查,使肠道黏液气泡增多,影响观察。经验:护士按预约时间给病人计划好肠道准备,如果较长时间未检查,可与预约中心或内镜中心联系。如果肠道准备检查不满意,应协调后再次补充肠道准备。对于文化程度较低的病人,应建议家属陪同,护士随时了解服药情况,评估肠道准备满意度。

(刘彩霞)

克罗恩病病人可能需要阶段性鼻饲肠内营养治疗。置入鼻胃管是鼻饲的前提,这是很成熟的一项操作,就是将一根细细的胃管通过鼻孔送入胃内。很多克罗恩病病人自己在家里自行置管,不需要护士协助。但如果是刚诊断为克罗恩病,需要置管的话,应由护士操作。第一次置管可能病人会有一些不舒服,病人需要配合做吞咽动作,简单来说就是做咽面条的动作。这样有助于胃管顺利通过咽喉部,送入胃里。

　　置入鼻胃管后,就可以开始鼻饲肠内营养了。每次鼻饲之前,护士都需要确认这根鼻胃管是否在胃内。简单的方法是注射器回抽看看有没有抽出液体,或者用注射器打入少许空气听声音,或打入清水再次抽吸。确定在胃内后,需使用注射器注入少许温开水进行冲管,冲管要有节律的脉冲式冲管,减少堵管可能。如果发现推注射器有阻力或推不动,要及时去医院寻求护士帮助。

　　在鼻饲的过程中,护士和病人要注意以下几点:

　　(1) 鼻饲液温度 38~40 ℃,不可过冷或过热。

　　(2) 鼻饲速度应先慢后快,根据个人耐受性调节。

　　(3) 鼻饲过程中应抬高床头或坐位,防止反流。

　　(4) 药物尽量不要从鼻饲管打入。

　　(5) 鼻饲管需妥善固定,防止移位或脱落。

（6）鼻饲完毕后需用少量温水冲管，防止堵管。

（7）鼻饲管置入时间有要求，普通的细鼻饲管每天更换，材质很好的鼻饲管应根据说明书要求，定期更换，留管时间一般不超过1个月。

（焦　茹）

保留灌肠治疗主要只用于病变局限于直肠或左半结肠炎症性肠病(IBD)病人。有不少病人住院时学会后,可在家中自行保留灌肠治疗。

(1) 首先是护士根据医嘱选择灌肠药物,配制灌肠液。常用灌肠液温度为 38℃,一般用量少于 200 ml。

(2) 病人摆好体位. 一般是左侧卧位,铺上垫单,可以用枕头垫在臀部下方以抬高肛门。

(3) 护士检查一次性灌肠袋有效期并打开,关闭调节器,将灌肠液倒入灌肠袋中并悬挂于架子上,液面距肛门小于 40 厘米,用少许液体石蜡或麻油润滑肛管,将灌肠液排至肛管然后夹管。左手分开两臀,右手拿肛管,轻轻插入 15～20 厘米。

(4) 插管动作需轻柔,避免损伤肠道。IBD 病人的肠道黏膜易损伤,插管应特别小心力度和方法,若遇阻力可略调整方向,操作不当可能引起肠道出血甚至穿孔。保留灌肠虽是小操作,但也有一定风险,一般不推荐病人自行灌肠。

(5) 在灌肠过程中可能会有排便感觉,可尝试张口深呼吸减轻便意,若不缓解需停止灌肠,排便后再试。

(6) 灌肠液的速度控制,滴数不可超过 100 滴/分,宜缓慢灌入药液。若发现灌肠液不滴了,可以轻微转动肛管,以免粪块堵住管口。如出现面色苍白、出冷汗、心慌、腹痛等明显不适,应

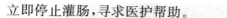

立即停止灌肠,寻求医护帮助。

(7) 灌肠结束时,右手关闭开关并拔管,抬高臀部或膝胸卧位,使灌肠液保留至少 30 分钟后再排便,利于药液发挥作用。

以上是我们的经验体会,希望对炎症性肠病病友有助。

(申　嫛)

英夫利西单抗是炎症性肠病（IBD）病人常用的生物制剂。在使用前，医师应对病人进行评估，排除禁忌证后方可使用。生物制剂使用过程中，需严格监测，极少数病人有出现过敏性休克风险，所以一般首次使用需心电监护生命体征，观察有无不适反应，包括发热、寒战、胸闷胸痛、呼吸困难、皮肤瘙痒、皮疹、抽搐等。

该药配制需注意以下几点：

（1）药物不含防腐剂，开盖后应尽快使用，在配制后 3 小时内开始输液，不得继续储藏后使用。

（2）输液装置上应配有特殊输液器，包括内置的、无菌、无热源、低蛋白结合率的滤膜。

（3）初始输液速度需慢，后根据有无不适反应，逐渐加快滴速，全程输液时间不得少于 2 小时。输液后需密切观察，病人不得随意离开。护士需严格做到"三查五正确"原则，即药品配制前检查、药品配制后检查、输注前检查以及正确的病人、正确的药物、正确的剂量、正确的途径、正确的时间。医、护、患、家属，四位一体，充分保证病人安全。

（4）药物剂量应由专业医师根据病人病情制定，一般为 5 mg/kg，也有少数患者剂量用到 10 mg/kg。

（5）用药频次一般为第一次用药后的第 2 周和第 6 周以及

之后的每隔 8 周各用一次相同剂量。

（6）期间应密切与医师联系，必要时检测类克三项，看有无抗抗体产生，及时调整用药方案。

（7）过程中需记录不良事件，及时上报，以及评估疗效，保障病人安全性和有效性，尽量避免用药风险，以期病人获得最佳的风险—成本—效益，达到精细化管理。

（刘彩霞）

第四部分
战胜肠病

天色渐渐暗了下来，窗外的路灯一盏一盏地亮起，就像一朵朵缓缓绽放的花儿。马路上的喧嚣随着夜幕的降临慢慢沉淀，然而我的工作却没有因为夜晚的降临而消逝。

　　高阿姨就在这个点进了我的急诊诊室，她进门的第一眼就认出了我，可我却没有立即反应过来。眼前的高阿姨面容憔悴，身形消瘦，这与我记忆中身材高挑、面色红润的高阿姨是一个人吗？我赶紧让高阿姨坐下："高阿姨，真巧，您怎么来医院了？哪儿不舒服？"高阿姨支支吾吾不肯回答。"高阿姨，我是医生，您哪儿不舒服，放心和我说吧！"高阿姨面露犹豫之色，这时候高阿姨的女儿直接跟我说了高阿姨的病情，原来高阿姨这两天解大便的时候都发现大便带血。"除了大便带血，最近还有什么其他不舒服的地方吗？""……"高阿姨仍然不愿意配合我进行回答，言语之间躲躲闪闪，真是让我头痛又难办。"高阿姨，您看您后面排了这么多病人，大家都在排队呢，您要配合我才能治疗呀，我是医生，不会将您的病情告诉别人的！"在她女儿的反复劝说和我替她保守秘密的保证下，她终于告诉了我她的真实病情。原来一年前高阿姨就开始出现轻微的腹痛、腹泻，开始她没有在意，后来症状一直没有好转，大便还变成了黏液脓血便，这才慌了神，赶紧去医院就诊，医生告诉她可能是胃肠功能紊乱，开了一些常规治疗的药物，但是症状反反复复。高阿姨痛苦不堪，她不好意思告诉家人和好朋友，又害怕自己得了不治之症，天天担惊受怕，连广场舞都不去跳了。这不，今天高阿姨解大便时解出来很多鲜红色血液，急急忙忙打电话给女儿，这才一同赶来医院急诊。

高阿姨的女儿站在我身边是又急又气，"要不是这次便血严重，她还不告诉我呢！"听了高阿姨对病情的描述，我大概心中有谱了。"高阿姨，您这种情况我建议您要做肠镜检查。""肠镜？是不是很痛苦？"高阿姨又开始犹豫起来。"高阿姨，您必须做这个肠镜检查，早点诊断可以早点治疗呀。您如果怕痛苦，我可以帮您预约无痛肠镜检查，这样您就不会感觉痛苦了！"在我耐心的解释下，高阿姨终于放下了心理负担，顺利地预约了无痛肠镜的检查。

一周后高阿姨的女儿给我打来了电话，高阿姨被诊断为炎症性肠病，经过住院治疗目前症状基本上都缓解了。听到这个消息，我真是为她感到开心，同时也让我对高阿姨这样的病人感到担忧。

与急性腹泻不同，炎症性肠病是一个慢性疾病，腹痛、腹泻症状会反复发作，常规的止泻治疗并不能真正起到治疗作用。如果不及时诊断和治疗，病情容易进展，可能出现频繁便血甚至贫血，严重可能会引起消化道大出血、中毒性巨结肠、肠穿孔等急症。来急诊就诊的炎症性肠病病人不在少数。像高阿姨这样，不敢面对疾病，怕查出肿瘤的人还是较为普遍存在的。高阿姨迟迟不愿就诊，在她心里始终有块石头堵着，不敢跟子女讲，不愿跟邻居说。现在好了，她做了肠镜检查，诊断清楚了，也就放下心理负担了，按照治疗方案规范治疗、定期复查就可以了。

高阿姨的故事也给常年在急诊工作的我提了个醒，对于腹泻持续一两个月不愈的病人，应该尽早做肠镜检查，万不可一刀切地当作急性感染或者肠道功能紊乱来诊治。炎症性肠病病人平时也要规范诊治,定期来医院复查,不要等到出现急症才来医院就诊。

(韩 香)

第一次见到小美,觉得这个女孩子真漂亮,皮肤白皙,瘦瘦的样子更突显了一双大眼睛,比较病房里的其他病人,我不由得心生疑惑,一位正值花样年华的小姑娘,会生什么病呢?常规询问病情后才知道,她 17 岁那年确诊克罗恩病,至今已有 5 年时间了,其间病情反反复复,这一次病症来势汹汹,县医院用药效果不佳,当地医院建议她来我院进一步治疗。整个询问过程中小美只是安静地倚着床头,很少言语,我偶然触及她的目光,只觉那双黑漆漆的眸子空空的,像枯萎的玫瑰花,早已失去了鲜艳的色泽和勃勃生机。大多病情相关问题都由她母亲代为回答,那是一个体型矮胖,衣着朴素,再普通不过的中年妇女,只是发色枯黄,还夹杂了不少银丝,想来生活并不曾善待她……

问完病史,我感觉心里闷闷的,总回想着小美的漠然和她母亲的沧桑,与其说是同情,更多的是担心,担心这样一个让人怜惜的女孩,担心这样一个坚强的家庭。因为克罗恩病虽然不致命,却也让人闻之心碎。

1. 循环往复的精神压力

小美自患病以来,渐渐消瘦,似乎成了别人眼中怎么吃也吃不胖的体质,这是多少执着于减肥的女性所羡慕嫉妒的啊,但事实是母亲精心给小美制作高热量食物,如果能胖上个几斤,简直是要欢呼雀跃,可是稍不注意,病症一反复,所有的努力就又回到了原点,如果小美是个基数 200 斤的胖女孩倒也还好,只是不足 90 斤的小美每次体重下滑都让人心疼。

当然病痛的折磨不仅仅在于身体,还有精神上的,生病的事情开始是瞒着亲友的,但纸终究包不住火,亲友们每每听了之后总要一边叹气,一边同情地看着小美和她的家人。突然之间不起眼的她成了大家关注的对象,或是怀揣好意地试探,或是逃避尴尬的谈资,总之这种感觉小美很不喜欢,她也想同表姐那样因为成绩优异受到褒扬,也想如堂哥那般因为风生水起的事业受到钦佩。

2. 未来的不可预期

克罗恩病是炎症性肠病的一种,临床表现为腹痛、腹泻、肠梗阻,伴有发热、营养障碍等肠外表现。病程多迁延,反复发作,不易根治。小美的母亲说,因为腹胀非常容易肛门排气,腹泻严重的时候一天十次都有。四处招摇的美食总让小美望而却步,别人肆无忌惮地吃喝,她却避之如牛鬼蛇神。旅游地最大的风景常常是厕所外排得长长的队伍,小美因此不敢出门游玩。长期脱离社会群体,缺乏交流也让小美变得敏感、脆弱起来,因此小美很少外出,高中毕业了也没继续读书,不愿意工作,没什么朋友,更别说恋爱、结婚了……

即使结婚了,怀孕也是考验,而最难以接受的是克罗恩病的遗传性,小美的母亲说健康的能照顾小美的就行,即便如此,婴儿发生本病的概率约为 9%,如果父母双方都有克罗恩病,那么这个孩子有 1/3 的可能得病。克罗恩病较之成年人更严重影响儿童,患儿可能生长缓慢,性发育退缓。

3. 烦恼的经济负担

小美最开始发病的时候,因为特别喜欢吃路边摊,只以为是吃坏了东西导致腹痛、腹泻,校医务室给开了盐酸小檗碱(黄连素),可不怎么管用,有时候影响正常上课,小美就不愿意上学,老师以为是高中压力大,父母带她去医院,肠镜做了也没什么问题,考虑过急性肠胃炎,也诊断过肠易激综合征,只是治疗效果都不显著。最终确诊是半年后,克罗恩病毕竟不是常见病,局限于小肠的病变又为诊断带来困难,这样的经历相信很多克罗恩病人也经历过。

而确诊之后才真正开始了漫长的治疗历程,如果说疾病的痛苦是个人所难以承受的,那经济压力就是整个家庭所必须面对的。克罗恩病是一种"昂贵"的疾病。2008 年的一项研究显示,在美国每名病人的直接费用为 18 022 美元至 18 932 美元。这些费用中有 53% 至 67% 来自住院治疗。疾病活动更严重的病人费用更高。前 25% 的病人平均每年为 60 582 美元。前两名的人平均每年超过 30 万美元。英夫利西单抗(IFX)是中国目前唯一可用于治疗克罗恩病的生物制剂。在全国 31 个省中,仅有 8 个省将这个药物纳入医疗保险。对于一个体重不足 60 千克的 IBD 病人来说,使用英夫利西单抗一年的自付费用至少 50 000 人民币以上。

小美生病的这 5 年,即使医保报销了很大一部分钱,但对整个家庭而言仍是入不敷出,巨大的经济压力让原本就不富裕的家庭雪上加霜。小美的母亲说,小美的爸爸为了给她看病,常年在外打工,一年回家一次,吃了很多苦,自己则留在家里照顾小美。为了照顾好她,她每天认真准备一日三餐,闲下来的时候给小餐馆洗洗盘子,打点散工贴补家用,好在老一辈都能自给自足,但是这个家庭已经失去了对未来任何变数的应对能力。

(马千云)

第三节
不一样的人生

　　我是一名克罗恩病病人。本来觉得人生一帆风顺,有一对双胞胎儿子(一个上"985"、一个上"211"大学),有一个宠着自己的老公,干着自己喜欢的事业,一切都让我觉得骄傲、幸福!

　　可是,就在儿子高考那年的 3 月份,我被确诊为"克罗恩病"。从此,我个人的生活被彻底改变了:不能吃辣、不能吃海鲜、不能吃粗纤维蔬菜、不能随便吃水果、长期服药,这些我都还能接受。尽管自己一再小心翼翼,病情还是会发作,疼痛难忍,伴随着坠胀感,让我没法睡觉。从此,住院也变成了我生活中的常事。

　　仔细想想,这病早就潜伏在体内了。10 年前就会常有胃痛,每年发生 1~2 次,大便不成形,一直误以为是胃病。做了几次胃镜,医生说胃溃疡好了。后来就开始肚脐周围痛,最初也是每年 1~2 次,挂水就好了。年轻嘛,也没当回事。2016 年3月份,病情突然加重了,一个晚上急诊 3 次,挂了水好点回家睡觉,一会又肚痛,老公又陪我去医院。这病不但折磨自己,还折腾家人。最后一次医生不让挂水了,原因是间隔时间太短,前两次有用止痛药,当时的感觉就是身体肯定出大问题了,会不会是肠癌?

　　第二天去医院做了胶囊内镜,确诊"克罗恩病",这是慢性病。在我人生 40 岁的时候,就过上了与众不同的生活。当时真的不能接受，立刻去南京的医院住院，以为能马上治愈。结果，出院时带了很多肠内营养液回家。慢性病看不好，就是要慢慢养着。随着这病一次次反复发作，我也慢慢接受它了。饮食要注意，现在基本上早上、中午喝营养液，晚上偶尔吃烂面条和粥。提前步入老年人的生活，呵呵！

说实话，生病了并不可怕。每个人都会生病，各种各样的病。缓解期的我们，与正常人一样，也可以约几个闺蜜出去一起旅游，疯一疯，乐一乐。事情总有好坏两面。生病虽不算是好事，但你因此而慢下脚步，好好陪陪自己的孩子，何尝不是一件好事？儿子上小学的时候，我和他爸就出来创业了。为了给他们更好的生活，我们选择去外地。每年只有春节回家几天。平常每晚都是电话联系。儿子很争气，学习一直很优秀。这也是我们的动力和值得骄傲的事。2016 年，孩子高考。当年 3 月份，我被诊断患病，需要回家静养一段时间。刚开始，我没跟孩子说生病的事。我担心影响他们心情。可是不说反而错了。孩子有点不适应，觉得我在家是监督学习。有时他会问：妈妈，你什么时候回去呀？后来我发现问题，还是赶紧与他们兄弟俩好好谈谈心。我说，妈妈身体出了问题，需要回来调养几个月。你们顺其自然，妈妈不会给你们压力，考上考不上都无所谓。渐渐地，孩子开始接受我。刚开始，下雨天我会去学校接他们放学。孩子永远是孩子，特好玩。后来就天天问，妈妈明天会下雨吗？我懂了，他们开始粘着我了。从此，我天天负责接送，直到高考结束。最后高考，两个孩子也都是超常发挥。心情好，一切都会顺利。可以说，因为克罗恩，我才有时间好好陪孩子。一切付出都是值得的。

现在处于病情缓解期，我都是正常上班，精神状态都是积极向上的。我是一个不逃避现实的人，既然生病了就坦然接受。与它和平共处，尽量不生气，心态好是最好的良药！做一个能传播正能量的人，所以我选择做一名"淮安 IBD 志愿者"，分享自己的经历，帮助他人走出生病初期的困扰，助人自助！

　　生活，需要追求；梦想，需要坚持；生命，需要珍惜。我们一定要好好活着！

（孙文荪）

2018 年 11 月 30 日,肠镜报告出来后,我第一次知道有溃疡性结肠炎这种疾病。

我还是个学生,一个普通住校生,每天定点起床,上一天课,放学,晚自习,回宿舍……每天重复着这一系列机器般的学习生活。

直到去年国庆之后,上了两天课,渐渐觉得腹部有些轻微疼痛,可是并不明显,而且每天也仅仅只是阵痛三四次,毕竟那几天天气变化,只觉得是自己没有注意保暖,只是冻着着凉而已,而且那时候大便总是呈糊状,当时给我的感觉就是肯定是受凉引起的,因为我本身有痔疮,所以每次便血,我都一直以为是痔疮出血,所以自己也不曾在意。

可是事情并非如此简单,慢慢地,每天腹部疼痛次数猛增,疼痛的感觉也越发强烈,有时甚至难以忍受,每天上厕所的次数也在日益猛增,这让我渐渐怀疑自己到底是不是受凉了,终于我忍无可忍,来到医院消化内科进行检查,医生及时安排了肠镜检查,检查结果出来,确诊是溃疡性结肠炎,那时候,我第一次知道有这样的疾病。

看着清晰的肠镜检查报告单,看着我肠道上密密麻麻的溃疡,我第一次生出一种未知的恐惧,当时满脑子都是"我怎么会得这样的病?",说实话,那时候我是真的不知所措,真的非常的害怕，不知该如何是好。也是直到那时候我才知道，原来我的便血症状不是痔疮的原因，而是溃结引起的。

之后我便住院治疗了，通过和医生交流、自己查阅相关资料，我渐渐对于溃疡性结肠炎有些皮毛的了解，都说它是"绿色癌症"，无法治愈，只能控制，当时因为并不十分了解这种疾病，所以听到说这种病类似于癌症的时候，我心里还是很畏惧的，毕竟自己年纪轻轻，怎么就好端端地弄了一个顽疾在身上？

在入院治疗期间，我看了许多文章，慢慢开始了解这种疾病，它的病因很难说，于是我就在想自己在得病前都做了些什么，慢慢我有了思路。

首先，我是一名住校生，每天的主要事情便是学习学习学习，一上课便是坐一天，很少有机会能活动，加上自己又喜欢和同学闲聊，就更不想出去活动了，久而久之，肠道长期堆积得不到运动，或许这是一个原因。其次，因为住在学校，所以饮食方面基本都是在学校解决，有时候也会点外卖，学校的伙食为了迎合大部分学生的口味，基本都是有辣椒的刺激食物，我也算是那种无辣不欢的人吧，而且我喜欢奶茶冷饮，我清晰记得我在有反应之前，我和我的朋友在学校喝了大量的外卖奶茶，或许这也是我得病的一大原因吧。最后还有一点就是，因为学习专业的不同，常需要在夜间时间完成老师布置的作业，所以经常会熬夜，也会经常吃些夜宵零食来打发时间，或许这样不规律的生活习惯和饮食习惯也是让我得病的一大原因吧。

住院治疗期间，每天我的饮食就是少渣饮食，烂面条、粥、馒头……我从未想过有朝一日我能忍受十几天的清淡饮食，也正是因此，我从一个148斤的小胖子瘦到了130斤，也正是在住院期间，看惯了形形色色的病人，我才第一次真正明白"健康"的意义。本是命不相同的人，会因为疾病聚集在小小的病房里，接受着不同的治疗，有时候会和他们聊天，聊到他们所得的病，那时候我才发现，其实我的病和他们的比起来，根本算不上什么，至少出院后保养得好的话，我还是可以适量吃很多东西的，而有些病人，需要忌口的东西就更多了，那一刻，我觉得我算是幸运的。

出院之后，医生与护士嘱咐我说，饮食方面要忌辛辣，不要吃生冷食物，也不要喝牛奶。不喝牛奶不吃生冷食物对我来说完全可以接受，可是完全不吃辛辣食物对于我来说难度其实很大，本身我就是好重口味的，像是火锅、麻辣烫、麻辣香锅之类的，过去，我经常会和同学去吃，每次都来者不拒，一时间让我放弃这些饮食，说心里话，还是会抵触，可是身体是自己的，再不想放弃那些诱人美食也得为了自己的健康去学着放弃。

后来，在家休养了一段时间，我便又回到了学校，只是这次不同，我不再住校了，我变成了走读生，每天的早晚饮食都在家里解决，中午的饮食也是早上妈妈做好之后用保温壶让我带到学校吃的，从此我便真的自然而然踏上了"无辣饮食"之路，慢慢地，我也习惯了。

重回学校的我，开始注重锻炼，每天坚持散步运动，绝不会再窝在自己的座位上和朋友嘻嘻哈哈闲聊了，课间我会拉着朋友外面走走聊天，饭后会去操场散步，也会尽量避免大部分的剧烈运动。

我也慢慢开始尝试改掉熬夜的坏习惯，每天固定九点洗漱完毕上床休息，早睡早起身体好，这句话可不是白说的，经过了两个月，我发现，我的皮肤慢慢变好了，脸上的小痘痘也渐渐消失了，这是意外的惊喜。

之后我便完全习惯了早睡早起、无辣饮食，生活作息变得规律了，皮肤气色也越来越好，运动之后还甩掉了陈年肥肉，慢慢变成了曾经自己想都不敢想的苗条身材，这或许就是人们常说的有失必有得吧，至少我变成了我曾经想要的样子。

对于溃结，我现在已经完全不再有畏惧的心理，只要好好保养，管住嘴，迈开腿，它就不会经常复发，保持一个好的心态，像平常人一样工作学习，学会自律，自然而然就会有一个好的身体。

现在的我，正常的饮食，正常的作息，常常和同学朋友外出游玩，完全摒弃了曾经那个懒惰微胖的我，这几个月的抗病经历，说实在的，我觉得很宝贵也很难得，不是所有人都有机会能停下脚步来感悟健康的真正含义。疾病像弹簧，你弱它就强，那么我就要做那个强的一方，死死控制住它，让它不会有机可乘，那用什么来控制？

那就是——自律。

（刘澳奇）

最早接触"爱在延长"炎症性肠病基金会（CCCF）是在 2015 年。当时我在南京的 IBD 病友群里听说浙江有个病友会搞得特别好，组织过很多活动。群主把阿中大哥请过来传授经验，效仿浙江也搞了一次活动。很可惜，我当时病情严重，没能参加。

我是一个耐不住寂寞的人。除了鼻饲三个月以外，我一直在坚持工作。忙忙碌碌的，没有时间让我去胡思乱想。刚开始我对疾病不了解，走了很多弯路。后来，经过系统规范的治疗和自我管理经验的摸索，我总结出一套适合自己的管理方法。对用药期间的检验指标进行确认，做好药物副作用管控。写饮食日记，做好食物耐受分类记录，整理出哪些食物可以长期吃，哪些食物可以间断吃。通过有效的管理，我的检查指标也越来越好，体重逐步增加，目前我的状态已基本恢复到生病前的状况。

2018 年初，通过病友介绍，我得知 CCCF 在招募第四届志愿者联络员。我立刻通过微信平台申请报名，有幸地参加了这次培训。这里汇聚了五湖四海的志愿者，有的是病友，有的是病人家属，还有的是医护工作者。就像失散多年的孩子找到家的那种感觉，我不是一个人在战斗，是一群战友在一起并肩前行，这让我孤独的心灵找到了港湾。在那里，我看到陈焰教授和很多医护工作者、社会爱心人士对 IBD 病人的无私奉献。我扪心自问，我还有什么理由不坚强地走下去呢？虽然疾病带来身体的痛苦，但是心灵上已经找到了归属。斗志昂扬，从那时候起，我全身心地加入这个群体。

我很感谢我的爱人，在我生病后挑起家庭的重担，非常理解和支持我做志愿者。作为一名 CCCF 志愿者，首先要有爱心和奉献精神。我在业余时间解答病友的疑惑，安抚病友焦虑的情绪，帮助他们渡过难关。在这一年多的时间里，我一边参加基金会的学习培训，一边协助医生为淮安本地病人提供帮助。期间，我们做过家庭探访、医院探望。病人都经历过病痛，病友之间会感觉特别亲切，就像见到亲人一样，沟通起来非常方便，没有隔阂。基金会的理念是"助人自助"，帮助他人的同时其实也是在帮助我们自己。我逐渐明白，授人以鱼不如授人以渔。只有让病人更多地了解 IBD 相关知识，知己知彼，才能减轻心理压力，给疾病治疗最大帮助。

转眼间，我成为 CCCF 志愿者也快一年了。跟随这个公益组织，我一步一步得到成长。基金会的使命是提高病人的医疗和生活质量，在这条路上，我们一直在努力。真心希望更多的人加入这个队伍中来。至今，CCCF 已进行了七届志愿者联络员培训，约 200 名专业的志愿者分布在全国各地，与当地医生一起，为病人提供力所能及的帮助。未来，随着对 IBD 研究的不断深入，我们会越来越有希望，终有痊愈的那天。给自己加油，也为大家加油！

（张　祥）

　　2014 年的春天，我突然感觉身体不适，做了胃镜检查发现十二指肠球部有溃疡。住院治疗一周后出院，我以为小毛病，没当回事，赶忙投入到工作当中。没过两天，病情又发作了，只能再去就医，然而医生的建议是再次住院。按常规的溃疡来治疗效果不好，当时一个医生说是不是克罗恩呀？这是我第一次听到这个名词。我说，克罗恩是什么病呀？他说是一种慢性病，要一直吃药。

　　晚上，我就上网查克罗恩是什么病。网络上铺天盖地的都是负面信息，让我一下子跌入了低谷。我祈祷自己不是这个病。因为缺乏专业的治疗，病情越来越严重。对我的生活造成了很大的困扰。经过亲戚的开导，我决定去大医院看看。当时去到上海某大医院，做完胃镜和肠镜，主任说怀疑克罗恩病。我很不愿相信，自己怎么会生这个奇怪的病。当时提出的治疗方案，我无法接受，只能回家休养，但是病情却一天天地加重，体重从 60 公斤下降到 48 公斤。看着越来越瘦的我，全家人也是一筹莫展。亲戚朋友都帮忙出谋划策，建议我去原南京军区总医院看看。我怀揣着忐忑不安的心情，看了某教授的专家门诊。他很热情，询问了病情后，让我住院检查。

　　刚住院的时候，我看到每个人鼻子里插着一根管子，不能吃饭。我很受不了，如果像他们这样，还不如死了算。经过一系列的检查,我最终被确诊为克罗恩病。我无法形容当时的心情,只觉得老天对我太不公平了。万分之一的概率让我中了。面对高额的医疗费,我不知道如何去面对,还好有老婆和家人在默默地支持我,陪伴我走过那段最黑暗的日子。

首先的治疗是鼻饲三个月。突然不能吃饭,这种痛苦没人能体会。每次家人吃饭的时候,她们就会把我的房间门关起来,怕我闻到饭香味难受。最难熬的三个月过得很慢,好不容易熬到复查的时候,我的症状也明显好了很多。医生也建议我可以吃点流质食物。那时我感觉米汤是如此的好吃,眼泪不经意地留了下来。都说男儿有泪不轻弹,只是未到伤心处呀。经过系统规范的治疗,我的身体状况也在逐渐恢复。这几年,我也慢慢地深入了解克罗恩病。

我有幸加入了病友群,学习到很多相关专业知识,也学会了处理疾病带来的突发状况,以及活动期如何维持病情缓解。偶然的一次机会,我接触到"爱在延长"炎症性肠病基金会(CCCF)的一次活动,看到这些病友非常有活力,让我充满了向往。终于,在 2018 年我有幸参加了 CCCF 的志愿者培训活动,成为一名专业的志愿者。此后,我真正地开始接触 CCCF,了解基金会理念,终于找到了归属感,像失散多年的孩子找到家的那种感觉。牢记基金会理念,助人自助,教育是最好的药物,我的心结就此打开,心态发生了很大的变化。内向的我,逐渐变得积极与人交流。

回到淮安后,我协助本地专业的 IBD 医生做好病友群的工作。看到刚确诊病人的无助就想起了当时的自己。每个病人刚确诊的心情都是会低落。我希望通过我积极的开导,尽早地让他们走出困境。正是因为 IBD,我有幸认识很多医护志愿者。正是因为有他们默默的奉献,才让疾病变得不那么可怕。与 IBD 和平共处,从刚开始的恐慌到现在的坦然对待,IBD 给我带来了有趣的人生体验。同样一件事,换个角度去看,得到的结果却是不一样的。

我要特别感谢我家人的理解与支持,是她们让我坚定了信心,做好志愿者工作。在未来的阳光大道上,我们并肩齐行。没有过不去的明天,只有回不去的昨天。心若向阳,春暖花开。

（张　祥）

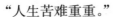

　　"人生苦难重重。"

　　M. 斯科特·派克如是说:"这是世界上最伟大的真理之一。它的伟大之处在于,一旦我们领悟了这句话的真谛,就能从苦难中解脱出来,实现人生的超越。只要我们真正理解并接受了人生苦难重重的事实,那么我们就会释然,再也不会对人生的苦难耿耿于怀了。"

　　人生是一连串的难题,面对它,我们是束手无策的哀叹,还是积极想办法解决?对我而言,2009 年开始患病,之后的十年里,如何控制住克罗恩,维持病情稳定,算是最棘手的一个难题。最初,因为疾病没有确诊,没有得到有效控制,严重影响我的生活,给我带来很多痛苦。我曾经非常迷茫,不知道方向在哪里,哪里是突破口。而作为家庭的一员,我的状况也给了家里人很大的压力。他们很想帮助我,但是无从帮起。家人只能陪着我四处寻医问药。2015 年下半年,我偶然在微信公众号看到浙二"爱在延长"俱乐部(成立于 2013 年)的文章,给大家介绍 IBD 药物、内外科 IBD 治疗等。和其他科普类文章不同之处在于,"爱在延长"公众号发表的文章行文专业又活泼,字里行间亲切有爱,能感受到作者对 IBD 病人真切地的关怀。看了很多以后,我觉得应该去文章的发源地——浙二去看一看,认识一下"爱在延长"的发起人陈焰主任。

在浙二院住院复查的时候,和陈主任有了一些交流,也通过陈主任认识了几位志愿者,他们大多也是病人,利用业余时间来医院做志愿者,给新病友鼓励和支持。陈主任的门诊总是医院里最后下班的,往往到晚上八点多看完所有的病人。这样的工作强度无疑是非常辛苦的,但是她脸上总是带着笑容,全身心地投入到工作之中。她很愿意为病人想办法,特别是对初诊病人,会非常仔细地询问病史,个体化用药,针对性治疗。看到去门诊看病的 IBD 病人数量逐年增长,有病人因为疾病的自我管理意识不强而延误治疗导致复发,对有些可以避免而最终没能避免的疾病复发和病情加重,陈主任常常感到惋惜。她说,在接诊的病人里,有很多病人觉得害怕和孤独,找不到家的感觉,组织这个俱乐部就是希望大家一起分享经验,传递爱心。教育是最好的药物。在疾病治愈前,病人可以从心理上战胜疾病,学习与病共存。

要做到这一点,除了医生的正确引导,病人回家以后的自我管理就显得非常重要。唯有提高大家对疾病的认知水平,不断学习专业知识,才有可能做好自我管理。"爱在延长"俱乐部会定期举行一些患教活动,方便病友们互相交流,医师也常来举办讲座与大家互动。这里就像一个温馨的大家庭,经历过痛苦磨难的朋友们在这里找到了"组织",心里有了依托,获得了力量,感受到了信任。我从浙二院出院以后,也参加了俱乐部举办的活动,大家在一起非常开心放松。在医护的带领下,我们一起往前走,不会再迷惘。一个人也许走得很快,但是一群人可以走得很远。

为了更好地帮助 IBD 病人,2016 年 8 月 17 日,陈主任和志同道合的朋友们成立了"爱在延长"炎症性肠病基金会(CCCF),致力于提高病人的生存质量。基金会的理念是:教育是最好的药物,助人自助。我非常认同基金会的理念。作为慢病病人，自我教育、自我管理显得太重要了。受到的教育越多，依从性就越高，自我管理也就越好。病情控制好，生存质量就更高了。

2017年5月，我很荣幸地参加了第一届志愿者培训。我曾经深深地受益于IBD医护和其他志愿者们，是她们给我关怀和鼓励。当我病情稳定了，想想身边那么多病友，很想把我自己感受到的信心和勇气传递给他们。渐渐的，队伍逐渐壮大起来。大家一起各展所长，助人自助。当看到自己探望过的小伙伴，克服了病痛，找到工作，有了家庭，有了小宝宝，觉得自己的付出非常有意义，感觉非常幸福。

作为志愿者，我们的视野越来越开阔，不仅仅局限在自身的苦乐，而是看到大家的苦乐，和大家祸福与共。就像把自己这滴水，融入了海洋，我们才算找到自己真正的归宿。

时光飞逝，基金会成立快三年了。作为志愿者，在积极参与基金会活动、提供服务的过程中，我们是纯粹的给予者吗？答案是否定的，助人是一个综合性的工作，需要有一定的知识量，足够的耐心和诚意，沟通能力和技巧，而这背后的原动力还是爱。当我们看到小伙伴们从中受益的时候，那种快乐的感觉，是物质收获所给予不了的。那份珍贵的收获，其实远远超过我们所付出的。

我们大家的基金会在茁壮成长，我们也在学习中不断完善和充实自己的人生。爱在延长，伴你前行，初心不改，方得始终。

（田　静）

参考文献

[1] Lyon Louisa. 'All disease begins in the gut': was Hippocrates right? [M]. Brain, 2018.

[2] Sender R, Fuchs S, Milo R. Are we really vastly outnumbered? Revisiting the ratio of bacterial to host cells in humans[J]. Cell, 2016, 164(3): 337 - 340.

[3] Stewart C J, Ajami N J, O'Brien J L, et al. Temporal development of the gut microbiome in early childhood from the TEDDY study[J]. Nature, 2018, 562(7728): 583 - 588.

[4] Rahfeld P, Sim L, Moon H, et al. An enzymatic pathway in the human gut microbiome that converts A to universal O type blood[J]. Nature Microbiology, 2019(Online).

[5] 中华医学会消化病学分会胃肠动力学组. 中国慢性便秘诊治指南(2013, 武汉)[J]. 胃肠病学, 2013, 33(10): 605 - 612.

[6] Marchesi J R, Adams D H, Fava F, et al. The gut microbiota and host health: a new clinical frontier[J]. Gut, 2016, 65(2): 330.

[7] 张发明, 范志宁, 季国忠. 粪菌移植的概念、历史、现状和未来[J]. 中国内镜杂志, 2012, 18(9): 930 - 934.

[8] Zhang F, Cui B, He X, et al. Microbiota transplantation: concept, methodology and strategy for its modernization [J]. Protein & Cell, 2018, 9(5): 462 - 473.

[9] Godfray H C J, Aveyard P, Garnett T, et al. Meat consumption, health, and the environment[J]. Science, 2018, 361(6399).

[10] The Lancet. We need to talk about meat[J]. Lancet, 2018, 392(10161):2237.

[11] Brandt P A V D. Red meat, processed meat, and other dietary protein sources and risk of overall and cause-specific mortality in The Netherlands Cohort Study[J]. European Journal of Epidemiology, 2019:1–19.

[12] Orlich M J, Fraser G E. Vegetarian diets in the Adventist Health Study 2: a review of initial published findings [J]. American Journal of Clinical Nutrition, 2014, 100 (1):353S.

[13] Liu H W, Tsai W H, Liu J S, et al. Association of Vegetarian Diet with Chronic Kidney Disease[J]. Nutrients, 2019, 11(2).

[14] Yee A L, Gilbert J A. Is triclosan harming your microbiome? [J]. Science, 2016, 353(6297):348.

[15] Rico-Campà A, Martínez-González MA, Alvarez-Alvarez I, et al. Association between consumption of ultra-processed foods and all cause mortality: SUN prospective cohort study[J]. BMJ, 2019, 365:11949.

[16] Artificial sweeteners induce glucose intolerance by altering the gut microbiota[J]. Nature, 2014, 514(7521):181.

[17] GBD 2017 Diet Collaborators. Health effects of dietary risks in 195 countries, 1990—2017: a systematic analysis for the Global Burden of Disease Study 2017[J]. Lancet, 2019, 393(10184):1958—1972.

[18] Willett W, Rockström J, Loken B, et al. Food in the Anthropocene: the EAT-Lancet Commission on healthy diets from sustainable foodsystems[J]. Lancet, 2019, 393 (10170): 447 - 492.

[19] 中国营养学会. 中国居民膳食指南(2016)[M]. 北京：人民卫生出版社, 2016.

[20] HenneyJ E, O'Hara J A, Taylor C L. Sodium-Intake reduction and the food industry[J]. N Engl J Med, 2019. doi: 10. 1056/NEJMp1905244.

[21] Wilck N, Matus M G, Kearney S M, et al. Salt-responsive gut commensal modulates TH17 axis and disease[J]. Nature, 2017.

[22] GBD 2016 Alcohol Collaborators. Alcohol use and burden for 195 countries and territories, 1990—2016: a systematic analysis for the Global Burden of Disease Study 2016[J]. Lancet, 2018, 392(10152): 1015 - 1035.

[23] 程敬伟, 刘文恩, 马小军, 等. 中国成人艰难梭菌感染诊断和治疗专家共识[J]. 协和医学杂志, 2017, 8(Z1): 131 - 138.

[24] Gerassy-Vainberg S, Blatt A, Danin-Poleg Y, et al. Radiation induces proinflammatory dysbiosis: transmission of inflammatory susceptibility by host cytokine induction [J]. Gut, 2017: gutjnl-2017 - 313789.

[25] Manfredo Vieira S, Hiltensperger M, Kumar V, et al. Translocation of a gut pathobiont drives autoimmunity in mice and humans[J]. Science, 2018, 359 (6380): 1156 - 1161.

[26] Akshintala V S, Talukdar R, Singh V K, et al. The Gut

Microbiome in Pancreatic Disease[J]. Clin Gastroenterol Hepatol,2019,17(2):290 - 295.

[27] Sethi V,Vitiello G A,Saxena D,et al. The Role of the Microbiome in Immunologic Development and its Implication For Pancreatic Cancer Immunotherapy[J]. Gastroenterology,2019,156(7):2097 - 2115. e2.

[28] Pushalkar S,Hundeyin M,Daley D,et al. The Pancreatic Cancer Microbiome Promotes Oncogenesis by Induction of Innate and Adaptive Immune Suppression[J]. Cancer Discovery,2018:candisc;2159 - 8290. CD - 17 - 1134v1.

[29] Budden K F,Gellatly S L,Wood D L A,et al. Emerging pathogenic links between microbiota and the gut - lung axis[J]. Nature Reviews Microbiology,2016.

[30] Ridaura V K,Faith J J,Rey F E,et al. Gut microbiota from twins discordant for obesity modulate metabolism in mice[J]. Science,2013,341(6150):1079 - U49.

[31] Zhao L,Zhang F,Ding X,et al. Gut bacteria selectively promoted by dietary fibers alleviate type 2 diabetes[J]. Science,2018,359(6380):1151 - 1156.

[32] Sampson T R,Debelius J W,Thron T,et al. Gut Microbiota Regulate Motor Deficits and Neuroinflammation in a Model of Parkinson's Disease [J]. Cell, 2016, 167 (6):1469.

[33] Stevens B R,Goel R,Seungbum K,et al. Increased human intestinal barrier permeability plasma biomarkers zonulin and FABP2 correlated with plasma LPS and altered gut microbiome in anxiety or depression. [J]. Gut,2018,67 (8):1555 - 1557.

[34] Burton, Adrian. Multiple sclerosis: what's it got to do with your guts? [J]. The Lancet Neurology, 2017: S1474442217304684.

[35] Kimberley L, Varun S, Ayesha R, et al. Bridging the Gap between Gut Microbial Dysbiosis and Cardiovascular Diseases[J]. Nutrients, 2017, 9(8): 859.

[36] Knauf F, Brewer J R, Flavell R A. Immunity, microbiota and kidney disease[J]. Nat Rev Nephrol, 2019, 15(5): 263 - 274.

[37] Ticinesi A, Milani C, Guerra A, et al. Understanding the gut-kidney axis in nephrolithiasis: an analysis of the gut microbiota composition and functionality of stone formers [J]. Gut, 2018: gutjnl - 2017 - 315734.

[38] Rosser E C, Mauri C. A clinical update on the significance of the gut microbiota in systemic autoimmunity[J]. Journal of Autoimmunity, 2016: S0896841116300877.

[39] Fu Y, Lee C H, Chi C C. Association of Psoriasis With Inflammatory Bowel Disease: A Systematic Review and Meta-analysis[J]. JAMA Dermatol, 2018, 154(12): 1417 - 1423.

[40] Peled J U, Hanash A M, Jenq R R. Role of the intestinal mucosa in acute gastrointestinal GVHD[J]. Blood, 2016, 128(20): 2395 - 2402.

[41] Qi X, Li X, Zhao Y. Treating Steroid Refractory Intestinal Acute Graft-vs.-Host Disease With Fecal Microbiota Transplantation: A Pilot Study [J]. Front Immunol, 2018, 9: 2195.

[42] Kitsios G D, Morowitz M J, Dickson R P, et al. Dysbiosis

in the intensive care unit：Microbiome science coming to the bedside[J]. Journal of Critical Care，2016，38：84.

[43] O'Toole P W，Jeffery I B. Gut microbiota and aging[J]. Science，2015，350（6265）：1214 - 1215.

[44] Nunes T，Etchevers M J，García-Sánchez，et al. Impact of smoking cessation on the clinical course of Crohn's disease under current therapeutic algorithms：a multicenter prospective study[J]. The American Journal of Gastroenterology，2016，111（3）：411 - 419.

[45] Savage N. Q&A：Joel Weinstock[J]. Nature，2016，540（7634）：S103 - S103.

[46] 吴开春，梁洁，冉志华，等. 炎症性肠病诊断与治疗的共识意见（2018 年·北京）[J]. 中国实用内科杂志，2018，38（09）：26 - 43.

[47] Paine E，Shen B. Endoscopic therapy in inflammatory bowel diseases（with videos）[J]. Gastrointest Endosc，2013，78（6）：819 - 835.

[48] Wang H，Cui B，Li Q，et al. The safety of fecal microbiota transplantation for Crohn's disease：findings from a long-term study[J]. Advances in Therapy，2018，35（11）：1935 - 1944.

[49] Ding X，Li Q，Li P，et al. Long-Term safety and efficacy of fecal microbiota transplant in active ulcerative colitis[J]. Drug Saf，2019，42（7）：869 - 880.